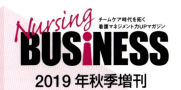

2019年秋季増刊

組織が変わる！
人が育つ！

クリニカルラダー & マネジメントラダー

ラダー
作成・運用・評価
「最強」マニュアル

編著 **加藤由美**
人間環境大学 看護学部看護学科 看護管理学 講師／
キャリアデザイン支援室長 兼 実習センター長

MC メディカ出版

はじめに

　クリニカルラダーは、ベナーの看護論が公表されてから看護師の能力開発・評価システムのツールとして、多くの病院でその取り組みがなされてきました。クリニカルラダーには看護実践能力の向上や自己研鑽への意識向上など、多くのメリットがあります。また、「看護師のクリニカルラダー（日本看護協会版）」や「病院看護管理者のマネジメントラダー　日本看護協会版」が公表され、みなさんの関心度も高くなってきています。

　その一方で、「クリニカルラダーの能力指標をもとにした研修を企画する人材がいない」「クリニカルラダーを導入しているが、評価システムに課題がある」、また、「クリニカルラダーをいつ、だれが、どう評価すればいいのか」「スタッフの思いとラダーが乖離している」「業務に対して適正に評価されていない」など、実際の運用、評価に至るまで、現場でクリニカルラダーを活用することに悩んでいる現状があります。

　筆者は、600床の高度急性期病院で30年以上勤務しました。看護教員養成課程を修了後、基礎教育そして看護管理実践を通して、看護学生から、実践者、看護管理者の教育に深く携わる機会を得ることができました。そして、この実践経験をもとに、前職では独立行政法人地域医療機能推進機構（JCHO）看護研修専門職として、組織で働く1万4千人の看護職員を対象とした研修企画、運営、実施から評価を行ってきました。なかでも、認定看護管理者教育課程（ファースト、セカンド、サード）で専任教員を経験し、現場で働く多くの看護管理者の葛藤を知ることができました。看護職員のキャリア開発にどう関わったらいいのか、どんな病棟をつくっていったらいいのか、どうやって組織を動かす力をつけたらいいのかなど、管理者の学習ニーズはさまざまであることを知りました。

　また、本誌でも取り上げているJCHOマネジメントラダーおよびキャリアラダーの開発に係ることができました。これまでの経験を総結集して本誌の編集に携わることができ、感謝しかありません。

　認定看護管理者となった私の使命は、「看護職のライセンスを取得した看護師が、専門職として、自信と誇りを持って、プロフェッショナルな仕事ができる人材（人財）を育成し続けること」に携わることです。働く看護師たちが自らのキャリアデザインを描き、組織は地域に求められる最良の看護を提供することができ、発展するためのキャリア開発プログラムを設計できる人財の育成と組織の発展の一助となればと思っています。これまで出会ってきた学生、ともに働いたスタッフ、一緒に学んだ管理者の方々に感謝するとともに、みなさんが自分の強みを生かしながら成長していく過程を見守ることが、今のいちばんの喜びです。また、クリニカルラダーを活用する根底に自己の教育観を持ち合わせてほしいと願っています。

　さて、本誌は「クリニカルラダー」「マネジメントラダー」の作成、運用、評価の実際をまとめたものです。ラダーについての基本的な考え方と、自組織に合ったラダーを構築するための開発事例、評価までの活用事例を掲載しています。ラダー導入を検討している組織、研修を企画する人、現場でスタッフを評価する看護管理者のみなさまに広く活用していただければ幸いです。

2019年9月　加藤由美

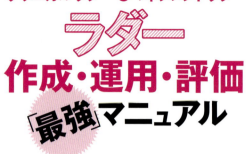

ナーシングビジネス 2019年秋季増刊
クリニカルラダー & マネジメントラダー
ラダー作成・運用・評価「最強」マニュアル

CONTENTS

はじめに ……………………………………………………………………………… 3

編著者・執筆者一覧 ………………………………………………………………… 7

第1章 これからの教育体制・人事評価

1 これからの時代に求められる教育体制 ……………………………………… 10

2 大学病院での制度構築 ………………………………………………………… 20

3 看護職のキャリアラダー制度の構築 ………………………………………… 27

第2章

クリニカルラダーの作成・運用・評価

1. クリニカルラダーを運用する前に看護管理者が心得ておきたいこと ……… 36

2. 「JCHOラダーモデル」から「JCHO看護師キャリアラダー」へ
   ラダー作成・運用・評価のプロセスと見直しのポイント ……… 46

3. クリニカルラダーの"お引越し"
   旧ラダーからJAラダーへ、17カ月間の歩み ……… 66

4. 「JCHO金沢病院キャリアラダー」の活用に向けて ……… 76

5. 「看護師のクリニカルラダー（日本看護協会版）」について ……… 88

第3章

クリニカルラダーを活用した能力開発

1. 今とくに求められる能力をラダーを活用してどう伸ばすのか ……… 98

2. フィジカルアセスメントとラダー ……… 102

3. 看護倫理とラダー ……… 110

4. 退院支援とラダー ……… 116

第4章
マネジメントラダーの作成・運用・評価

1. 「JCHO看護管理者マネジメントラダー」の開発と作成 ……… 122

2. 組織が求める看護管理者育成のためのマネジメントラダー
   マネジメントリフレクションを通した承認プロセスの構築 ……… 141

3. コンピテンシーの概念を導入したマネジメントラダーの活用
   看護師長自身の看護管理能力の向上と副看護師長の育成支援 ……… 154

4. 「病院看護管理者のマネジメントラダー　日本看護協会版」について ……… 165

さくいん ……… 175

＊第4章2〜4は「ナーシングビジネス」2019年8号第2特集「もう始めていますか？看護管理者のマネジメントラダー」の内容を元に、大幅に加筆・修正を加えたものです。

編著者・執筆者一覧

編著

第2章1、第3章1、第4章1（共著）
　　　　加藤由美　　人間環境大学　看護学部看護学科　看護管理学　講師／
　　　　　　　　　　キャリアデザイン支援室長 兼 実習センター長

執筆

第1章1	小山田恭子	聖路加国際大学大学院　看護学研究科　看護教育学　教授
第1章2	藤井晃子	名古屋大学医学部附属病院　看護部長
	佐藤正実	同　教育担当副看護部長
	木村明子	同　教育専任看護師長
	山本陽子	同　教育専任看護師長
第1章3	菅井亜由美	独立行政法人地域医療機能推進機構（JCHO）星ヶ丘医療センター　看護部長
第2章2	開保津貴子	独立行政法人地域医療機能推進機構（JCHO）本部　研修センター　看護研修課　看護研修専門職／企画経営部　患者サービス推進課　看護専門職（併）
	吉浪典子	同　企画経営部　患者サービス推進課長
第2章3	山本美奈子	JA愛知厚生連　医療事業部　看護課　考査役
第2章4	近藤清典	独立行政法人地域医療機能推進機構（JCHO）金沢病院　副看護部長 兼 教育担当看護師長
第2章5	荒木暁子	公益社団法人日本看護協会　常任理事
第3章2	篠崎惠美子	人間環境大学　看護学部看護学科　基礎看護学　大学院看護学研究科　看護教育学　教授、学部長
第3章3	伊藤千晴	人間環境大学　看護学部看護学科　基礎看護学　大学院看護学研究科　看護教育学　教授
第3章4	櫻井香	人間環境大学　看護学部看護学科　高齢者看護学　講師
第4章1（共著）	開保津貴子	独立行政法人地域医療機能推進機構（JCHO）本部　研修センター　看護研修課　看護研修専門職／企画経営部　患者サービス推進課　看護専門職（併）
第4章2	横田佳子	社会福祉法人恩賜財団済生会熊本病院　中央手術部／ラダー委員会担当看護師長
	堀田春美	同　副看護部長
	宮下恵里	同　副院長 兼 看護部長
第4章3	庄子由美	東北大学病院　外来Ⅰ　看護師長
第4章4	吉川久美子	公益社団法人日本看護協会　常任理事

第1章

これからの
教育体制・人事評価

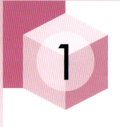

これからの時代に求められる教育体制

聖路加国際大学大学院　看護学研究科　看護教育学　教授　**小山田恭子**

人材や働く場所、働き方の多様化が進んでいます。そのような中、これからの時代に求められる教育体制とはどのようなものでしょうか。看護師集団の変化、医療の変化から考えてみたいと思います。

はじめに

「寝たきり看護婦」という言葉を聞いたことがありますか？　今、ファーストレベルなどの研修でこの質問をすると、ほぼ誰も知りません。この言葉はもちろん専門用語ではなく、筆者の記憶では1980年代、年功序列のおかげで高給をもらいながら管理職にはならず、医療や看護の進歩に歩調を合わせず、昔ながらのやり方で看護を行い、職場のモチベーションを下げる40～50代の看護職員を意味していたと思います。

今の医療現場には、寝たきり看護師はいないのでしょうか？　おそらく、30年前と比較すると今の医療現場は変化が目まぐるしく、またリスク管理も厳密なので、個人の意向でルールに従わないことや変化に対応しないことは許されないことでしょう。また、給与体系も変化し、基本給の決定基準として年功のみで決定している機関は減少し、年功と能力、職務の組み合わせで基本給を決定している組織が増加している[1]ことなどから、寝たきり看護師の成立要件が整わないのでしょう。

もちろんそれだけでなく、1980年代に米国の仕組みを参考に導入されたクリニカルラダーやキャリア開発ラダー（以下、ラダー）によって、新人教育以降の教育体制が充実したことも、寝たきり看護師消滅に大きく貢献してきたと思います。この、看護職者の能力をその構成要素と実践レベルのマトリックスによって表現し、能力評価やキャリア開発のツールとして用いられてきた「ラダー」はそれ以降も発展を続けています。

臨床実践能力を評価する「クリニカルラダー」を出発点に、臨床実践に伴う管理的要素やスタッフから管理者やスペシャリストへのキャリア開発の要素も含めた「キャリア開発ラダー」、そして、管理者の能力開発を支援する「マネジ

メントラダー」などが施設単位で生み出されてきました。そして、2016年には施設の種類や規模を問わず使用することを目的とした「看護師のクリニカルラダー（日本看護協会版）」が発表され、ラダーは施設に固有の実践能力評価システムから、全国規模で共通した能力評価を行うための仕組みに発展しつつあります。

それでは、本稿のテーマである「これからの時代に求められる教育体制」とはどのようなものでしょうか。看護師集団の変化、医療の変化から考えてみたいと思います。

看護師集団の変化

1992年の「看護師等の人材確保の促進に関する法律」施行を契機に、看護教育の大学化が進展しています。2019年現在、看護師養成を行う大学数は272校あり、実に日本中の大学の約3分の1で看護師養成が行われるようになっているわけです。そして2018年の看護師養成機関卒業生のうち、看護師として就業した者の33%は大学卒業生でした（次ページ図1）。これに加えて、専修学校入学者に占める大卒者の割合も2008年以降平均7%を超えており[2]、看護師集団に占める大卒者の割合は徐々に増加しています。

ところで2018年の調査では、定年を65歳以上に設定、または、65歳以上までの継続雇用制度を導入しているという施設が85.8%[3]であり、高齢者雇用制度の充実が進んでいます。実際、就業看護師数は昭和の時代から右肩上がりに増加していますが、近年の増加の内訳をみると、35歳以上の看護師の増加が主たる要因であることがわかります（次ページ図2）。

さらに高齢社会のピークとされる2025年に向けた看護職員不足対策として、潜在看護職員の復職支援や出産や育児・介護で仕事を辞めずにすむような柔軟な働き方の支援などが、国の主導で進められています[4]。

2017年に外国人技能実習制度の対象職種に介護職種が追加されたことなども相まって、今後ますます年齢、教育背景、国籍などが多様な人材が多様な働き方で保健・医療・福祉を支えていくことでしょう。

医療の変化

持続可能な医療・介護体制の構築に向けて、地域包括ケアシステムの整備が

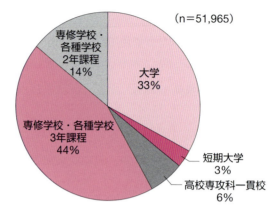

図1 2018年度養成機関別卒業生の就業者数（看護師）
（文献18をもとに筆者作成）

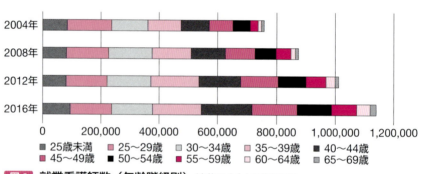

図2 就業看護師数（年齢階級別）（文献19をもとに筆者作成）

進んでいます。急性期病院を減らし回復期、慢性期病床を増やすこと、在宅医療提供体制の整備などが行われ、看護職員の働く場の多様化が進んでいます。

　特定行為に係る看護師の研修制度の制定にみられるように、看護職者の役割拡大も在宅医療の進展に伴い、さらに推進されていくと思われます。

　在宅医療の充実においては訪問看護師など、地域で活躍する看護職者の増加が不可欠であり、新卒者を地域で育てる仕組みの整備が進んでいます[5]。急性期病院で知識・技術を身につけてから地域の医療機関や訪問看護の分野に入るといった従来のキャリア発達の考え方も変わろうとしています。現在、厚生労働省で開催中の「看護基礎教育検討会」では、在宅看護論を最高学年で学ぶ「統合分野」ではなく1年生から学んでいく「基礎分野」に位置づけてはどうかといった議論もなされています[6]。このように、現在の医療の変化は基礎教育の

内容だけでなく、基本的な考え方をも変えようとしています。

　日本看護協会の 2017 年の調査では、2025 年に向けた役割を果たすための看護管理上の課題として、組織の別を問わず「病院の役割に即した人材育成」と「看護職員のモチベーションの維持」がともに 7 割を超えていました[7]。多様な人材、多様な場、多様な働き方の中で施設の目標達成に向けて職員を動機づけ、彼らが主体的・意欲的に能力開発を行い、役割を果たしていけるよう支援することが、これからの時代に求められる教育体制といえるでしょう。

多様な人材をどのように動機づけるか

　それでは、どうすれば多様な働き方をする多様な人材を動機づけ、高い能力をもって仕事に従事してもらえるのでしょうか。

　多様な人材を一律のやり方で動機づけることはまず困難です。では、多様な人材に合わせて多様な教育体制を整えればよいのかというと、それもまた現実的ではありません。やはり、職員一人ひとりが意欲を持って主体的に能力開発をしていけることが必要であり、そうした行為を促進するような仕組みを整えていくことが望ましいといえます。

　看護職が主体的に能力開発していくための仕組みについては長年議論され、さまざまな取り組みがなされてきました。その成果がラダーであり、認定看護師、専門看護師制度であり、ポートフォリオであるわけです。私見では、主体的な学習者を支援するためのツールは出そろっているのではないかと思っています。

　しかし、運用面でそれらのツールが充分機能しているかは明らかではありません。一施設のクリニカルラダーを調査した久留島ら[8]は、看護師らがラダーに対して時間的にも心理的にも「負担が大きい」と感じ、最も多くあげられた問題点が「画一的なシステム」であったことを報告しています。ラダーが多様な人材を動機づけるためにはさらなる工夫が必要であることを示す一例といえるでしょう。

「自己調整学習」による学び

　では、そもそも、人が動機づけられ主体的に学んでいくとはどういうことなのでしょうか。

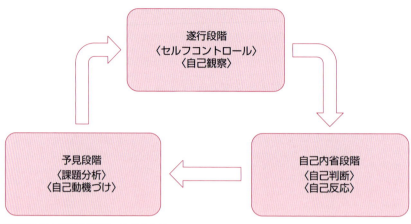

図3 自己調整学習のプロセス（文献20を筆者改変）

　近年研究が盛んに行われている学習理論のひとつに「自己調整学習（Self-regulated learning）」があります。自己調整学習とは、「教育目標の達成を目指して学習者が自ら思考、感情、行為等を体系的に管理するプロセス」のことです[9]。このプロセスには、取り組もうとする課題を分析して、自分で取り組みやすいかたちに分解して目標達成のための行動計画を立て、自ら動機づけを図る「予見段階」、時間管理や応援要請をしながら自分をコントロールし課題に取り組む「遂行段階」、そして行動の結果を自己評価したり、その結果に満足、不満足などの反応をする「自己内省段階」があり（図3）、それらは循環します。この循環するプロセスを回していける人は、主体的に学んでいける学習者といえるでしょう。

　それでは、どのような学習者が自己調整学習を行っているのでしょうか。伊藤ら[10]は自己効力感が高いものほど自己調整学習方略と内発的調整方略をよく用いていたことを報告しています。内発的調整方略とは、学習時間をうまく区切って集中力を高めたり、自分が取り組もうとしていることを将来の望ましい姿と関連づけるなどして自ら動機づけを行うような行為で、内発的動機づけと関連するものです。なお、自己効力感が高い学習者は、他者からの賞賛やご褒美などの外発的動機によってやる気を高める外発的調整方略はあまり用いていなかったことも報告されています。

　また、自己調整学習を行うためには自己効力感が高いだけでなく、効果的な

学習方略をとれる能力があることも必要です。つまり、目標達成に必要な学習の全体像を把握してどのように学習を進めていくのかを計画し、進捗状況をセルフモニタリングするといったメタ認知（自分自身を第三者の視点から把握する）機能やスキルがあることで、自己調整学習は促進されるといわれています。

視点を学習者から学習を促す環境に移してみると、教育環境デザインという考え方があります[11]。教育環境を「課題」「学習者のコントロール感」「目標―評価」という視点から動機づけを高められるようにデザインしていくという考え方です。

「課題」は学習者が興味を持てるものであり、自分にとって取り組む価値があると思えるものが適切です。その困難度は難しすぎず、また簡単すぎず、少しチャレンジングなものがよいとされます。また、多様な学習方法を組み合わせ一人ひとりのニーズに合わせて課題のレベルを調整できるものがよいとされます。

「学習者のコントロール感」とは、学習者自身が環境や学習成果をコントロールできると感じる度合いのことで、コントロール感が高いほど学習意欲は高まります。具体的には、学習者の行動に対して適切に応答する（正解、間違いが即座にわかるなど、行為の結果を自分で把握できる）ような仕組みや、「やればできる」と思えるようなフィードバックをすること（生まれつきの能力の高い低いで結果が決まるものではないと思えること）、学習の方法や内容を学習者自身が決定できることで「やらされている」感覚を下げることなどがコントロール感を高める方略としてあげられています。

そして「目標―評価」については、他者との比較ではなく、自己の目標の達成度合いを評価基準とすることや、結果だけでなく学習のプロセスを重視する評価であること、失敗や間違いも学習の資源として大切に扱われること、不安や緊張を低めるような評価場面を工夫することなどが方略としてあげられます。

以上のような観点から、自施設のクリニカルラダーや教育システムを再検討することで、より多様な人材の主体的な能力開発を促せるのではないでしょうか。

チャレンジングで多様な課題にするために

たとえば、みなさまの施設のラダーの認定条件は、すべての看護職員にとって頑張れば到達できるチャレンジングな「課題」を提供するものとなっているでしょうか？　また、課題は個々人のニーズに合わせて調整や選択が可能なも

のでしょうか。筆者は、この課題の多様性確保のため、そして地域医療の連携強化のためにも、選択メニューに施設間留学や他施設の研修受講なども含められるとよいと思っています。

　続いて「学習者のコントロール感」の観点から考えてみましょう。ラダーレベルの取得は義務づけられていますか？　全員取得が義務づけられている場合、「やらないと叱られるからやる」とか「ノルマだからやる」といった外発的動機づけが働きやすいため、ノルマがクリアできたら学習活動を終えてしまうという他律的な学習習慣を持つ職員を生み出す可能性があります。逆に、手上げ式の場合は、主体的な学習者はますます動機づけられて学習が進みますが、本来ターゲットにしたい学習意欲の低い職員が参加しない可能性が高くなります。

　ラダーを持つ多くの施設は、新人や3年目程度のラダーレベルⅠ～Ⅱについては取得必須としているのではないでしょうか。新人や一人前になる時期の看護職員は獲得したい知識やスキルが多く、学習に対する内発的動機づけが比較的高いと考えられます。加えてプリセプターシップやメンターシップによるサポートも得られやすく、自己調整学習が促進されやすい環境にあります。このため強制参加のラダーが効果的に作用すると思います。

　また、中堅といわれる臨床経験5年目以上の看護職員は、リーダー業務や実習指導などの新たな役割を付与することで新たな学習動機を持たせたり、ローテーションにより新たな知識／技術の獲得が必要な状況に置かれることも増えます。そうした学習ニーズとラダーレベル取得の仕組みをうまく関連づけることで、主体的にラダーを活用した能力開発につなげられる可能性があります。

　これから問題になるのは、中堅以上のレベルの看護職員、そして、すでにラダーの最上位レベルに到達している職員の中で、ジェネラリストとしてキャリア形成をしていきたいと考える看護職員の能力開発支援だと思います。彼らは臨床実践もリーダー業務も一通り、もしくは優れた実践ができるようになり、チャレンジングな課題に出合うことが少なくなった集団、若手職員のように先輩からのフィードバックを受けることが少なくなり、よい実践を承認されることがなく相対的に自己肯定感を下げている集団、そして、ライフイベントが生じやすく、ワークライフバランスの取り方で悩みやすい集団です。

　これまでは階段を一歩一歩先が見えるかたちで上ってきたのに、いきなり次のハードルが非常に高い、もしくは管理者ルートに入る以外真っ平らな道しか

ないという環境に置かれた人の中には、学習へのモチベーションを下げる人がいても不思議はありません。

動機づけに有効なラダー運用とは

　このような対象者を動機づけるためのラダー運用として、学習理論を踏まえた筆者の提案は以下の通りです。まず、全員ラダーレベルを取得することとし、同じラダーレベルにとどまる場合も、一定年数ごとの更新制度を設けて何らかの学習活動を促すこと、この際、できるだけ看護職員の興味・関心に沿って学習できるよう、外部研修や新たな業務への参加なども含め多様な更新メニューを用意することが望ましいと考えます。

　また、更新時期に一定の幅を持たせて職員の主体性を尊重できると「やらされ感」を低減できる可能性があります。

　なお、自己教育力を調査した研究では、学び方や論理的思考力に関連する「学習の技能と基盤」の得点がほかの構成要素と比較して低いこと、さらに自己教育力の総合点といちばん関連性が高い要素が「学習の技能と基盤」であったことを報告しています[12)13)]。自己調整学習に必要なメタ認知機能を促進するためにも、文献検索・活用の方法や概念化能力向上を目指した研修、関心領域の学習計画立案を支援するサポートデスクなどの環境整備がラダーによる教育効果を高めると考えます。

　そして、学習環境デザインの最後の「評価」については、レベル承認の方法は上司を含む他者からのポジティブ・フィードバックを得られるものが必須と考えます。「○○（成果物）を出せばOK」という仕組みでは内発的な動機づけを喚起しにくいでしょう。加えて、不安と緊張が和らぐ仕掛けや評価者のマインドが何より必要です。「張り詰めた空気」や「不足点の指摘」はラダー評価に抱くネガティブなイメージとしてよく耳にしますが、そうした予期不安のもとでは「なるべく否定されないようにしよう」という回避的動機づけが強化され、自己をオープンにして内省する機会は得られないでしょう。

　安心できる環境で自己をオープンにして「できていること」「不足していること」「これからチャレンジしたいこと」を自ら見出せるような評価の場を経験することで、看護職員はメタ認知能力を高め、自己肯定感を高めていくことができます。近年、実践のナラティブを用いてリフレクションを行うことにより、

看護職員が自分自身の実践を客観的に把握したり、他者から承認されるなどの経験をし、自己肯定感を高め、主体的な能力開発が促進されるといった効果が確認されています[14)15)]。実際、組織内外を問わず、多くの継続教育でリフレクションが教育方法のひとつとして取り入れられています[16)]。

　ナラティブを用いたリフレクションの導入は、ラダーレベルが高くなり自己肯定感を意識しづらく、学習ニードがより多様化した看護職員の評価にはとくに効果的と考えます。

　一方でこれは時間と人が必要なため、実施が困難という施設も多いと思います。複数の評価者が集いナラティブを共有するといった方策は困難でも、部署の管理者と成果物を確認しながら職員の関心領域に関して30分程度の対話を行うという形式であれば、実施しやすくなるのではないでしょうか。たとえば、新たなラダーレベルの認証時はフォーマルな評価会で認証し、それ以降の更新時は部署の管理者が評価する仕組みにすれば管理者の人材育成機能の促進にもつながり、副次的効果も期待できると思います。短時間で効果的な評価を行うためには一定のガイドラインや管理者のコーチングスキルが必要となりますが、それらの開発、訓練はそのまま管理者育成につながるので、仕組みを検討する価値はあると思います。

おわりに

　これからの時代に適した教育体制を検討するために、自己調整学習を行える人材の特徴や学習環境デザインの視点からラダーのシステム構築・運用について考察してきました。これまで以上に主体的に学び続け、時代の変化に対応できるしなやかで卓越した看護職員が求められる中、ラダーは、キャリアビジョン構築の促進、多彩な学習の選択肢によるコントロール感の獲得、そして適切な評価による自己肯定感の上昇など、自己調整学習を促すシステムとして極めて優れていると考えます。

　なお、本稿では取り上げませんでしたが、今後、多様な働き方を実現するためにラダーと給与体系とをリンクさせることは、職能団体も提言しているように[17)]避けられないものと思います。人事考課とリンクしてなお、職員が自身の成長発達のよりどころとするような内発的動機づけを喚起できるラダーシステムとその運用方法の工夫を、みなさまが本誌から見出せることを願っています。

●引用文献

1) 公益社団法人日本看護協会. 2017年病院看護実態調査. 2018, 37.
2) 厚生労働省. 看護師等学校養成所入学状況及び卒業生就業状況調査. 2016. https://www.mhlw.go.jp/toukei/list/100-1.html.(2019年4月15日閲覧)
3) 公益社団法人日本看護協会. 日本看護協会調査研究報告. No.94, 2019, 40.
4) 厚生労働省. 看護職のキャリアと働き方支援サイト. https://www.mhlw.go.jp/seisakunitsuite/bunya/kenkou_iryou/iryou/nurse/(2019年7月14日閲覧)
5) 一般社団法人全国訪問看護事業協会. 訪問看護事業所が新卒看護師を採用・育成するための教育体制に関する調査研究事業報告書. https://www.zenhokan.or.jp/wp-content/uploads/h29-2.pdf（2019年7月18日閲覧）
6) 厚生労働省. 第7回看護基礎教育検討会議事録. 2019. https://www.mhlw.go.jp/stf/shingi2/0000212876_00005.html（2019年7月1日閲覧）
7) 公益社団法人日本看護協会. 2017年病院看護実態調査. 2018, 15.
8) 久留島美紀子ほか. 看護師のクリニカルラダーに対する認識：第二報. 人間看護学研究. 8, 2010, 89-95.
9) 自己調整学習研究会編. 自己調整学習：理論と実践の新たな展開へ. 京都, 北大路書房, 2012, 352.
10) 伊藤崇達ほか. 自己効力感, 不安, 自己調整学習方略, 学習の持続性に関する因果モデルの検証：認知的側面と動機づけ的側面の自己調整学習方略に着目して. 日本教育工学雑誌. 27（4）, 2004, 377-85.
11) 鹿毛雅治. 学習意欲の理論：動機づけの教育心理学. 東京, 金子書房, 2013, 456p.
12) 多久島寛孝ほか. 自己教育力に影響をおよぼす要因の分析. 保健科学研究誌. 3, 2006, 49-60.
13) 山根美智子. 精神科看護師の自己教育力と看護実践および学習ニードの関連. 獨協医科大学看護学部紀要. 3, 2009, 11-22.
14) 岩國亜紀子ほか. 「周産期に携わる中堅看護職のリフレクションに基づく看護・助産実践力向上プログラム」の効果検証. 兵庫県立大学看護学部・地域ケア開発研究所紀要. 25, 2018, 1-16.
15) Oyamada Kyoko. Experiences of a Critical Reflection Program for Mid-career Nurses. Japan Journal of Nursing Science. 9（1）. 2012, 9-18.
16) 新垣洋美ほか. 看護実践におけるリフレクションによる効果に関する文献検討. 京都府立医科大学看護学科紀要. 25, 2015, 9-18.
17) 吉村浩美. 人材育成の観点からみた人事評価と賃金処遇. 看護. 70（2）, 2018, 48-50.
18) e-Stat. 看護師等学校養成所入学状況及び卒業生就業状況調査（平成30年度）.
19) e-Stat. 衛生報告行政例.
20) 自己調整学習研究会編. 自己調整学習：理論と実践の新たな展開へ. 京都, 北大路書房, 2012, 14.

2 大学病院での制度構築

名古屋大学医学部附属病院　看護部長　**藤井晃子**
同　教育担当副看護部長　**佐藤正実**
同　教育専任看護師長　**木村明子**
同　教育専任看護師長　**山本陽子**

　名古屋大学医学部附属病院では、クリニカルラダーと継続教育を連動させた院内研修プログラムを構築し、実施しています。また、クリニカルラダーレベルと連動させた人事制度もあり、看護の質向上や期待する役割などの明示、キャリアイメージの可視化にもつながっています。

次世代の医療人材育成に向けて（藤井）

　当院は国立大学附属病院であり、診療・教育・研究を通じて社会に貢献することを理念としています。2019年には、米国の医療機関を対象とした第三者評価機構 Joint Commission International（JCI）の認証を取得しました。このため私たち看護師は、国際水準を満たしつつ、高度急性期病院かつ特定機能病院としての役割を果たすために、高度な医療に対応した安全で安心な質の高い看護を提供していく必要があります。また、教育においては、当院の看護師教育のみならず、人材育成を行う地域の中核病院として臨床実習を受け入れることにより、次世代の医療人材を育成する役割があります。さらに研究においては、臨床現場のみならず大学と連携し臨床研究を行っていく役割があります。このことから当院の看護師には、「愛（やさ）しく、温かく、安全な看護を実践します」という看護実践を基盤とした教育と研究の能力を求めています。

当院におけるキャリア支援制度

　当院には、医師、看護師の生涯キャリア形成を支援するための施設として「卒後臨床研修・キャリア形成支援センター」があります。また、看護師のキャリアについては同センター内に設置された「看護キャリア支援室」が支援しています。この「看護キャリア支援室」は、臨床看護師、看護学生の、自己キャリアの目標を達成できるようキャリア形成支援を行うこと、新たな教育プログラム・仕組みを開発して看護の質的向上を図ることを目的として活動しています。看護部は、看護キャリア支援室や大学の看護学専攻との連携・協働のもと、

看護師のキャリア支援を行っています。

　現在「卒後臨床研修・キャリア形成支援センター」と協働して行っている研修に、看護師の特定行為研修があります。この研修は地域医療の質向上に貢献し、安全で安心な医療を提供できる人材を育成することを目的としています。このように、病院を中心として看護部においても新たな看護師のキャリア開発を行っています。

クリニカルラダー構築の経緯

　医療をとりまく環境の変化や、医療に対する国民の意識が安全・安心を重視する傾向となったことで、看護師に求められる役割・責任は増大しました。そこで当院は、1998年に看護実践能力評価用具の開発に着手し、同時に事例を用いた評価ツールについても検討を開始しました。2002年にはパトリシア・ベナーの理論を用いて「臨床実践能力ツール」「臨床判断能力ツール」を完成させました。これが当院のクリニカルラダーの始まりです。2003年には「臨床実践能力評価手引き」を作成し、このツールをジェネラリストに求められる看護師の行動指針と位置づけ、全看護師を対象に利用を開始しました。2004年には各個人がキャリアアップに向けて目標設定ができるよう、自己のキャリアプランを盛り込んだキャリア開発システム「キャリアアップの道」を作成しました。「キャリアアップの道」はこれまでに3回改訂し、現在に至っています。

クリニカルラダーレベルと人事制度の連動

　看護管理者の役職選考については、名古屋大学、名古屋大学医学部附属病院、看護部の決まりにのっとって行われます。看護部が決める要件のひとつにクリニカルラダーレベルがあり、基本的にはクリニカルラダーレベルⅢ以上の者となっています。このほか、新人看護職員研修における実地指導者や臨床実習指導者はクリニカルラダーレベルⅡ以上の者で、毎年各病棟で1名ずつ育成しています。

　当院では、勤務する職員のスキル向上のための取り組みを支援する目的で、選定された取り組みに対し当院の選定基準に基づいた財政的支援が行われます。さらに看護部の選定基準のひとつに、クリニカルラダーレベルが入っています。クリニカルラダーレベルⅢ以上の者は、病院が定める領域の専門看護

師・認定看護師、看護師特定行為研修の受講にかかる経費や、学会・研修参加の経費の財政支援を受けることができます。

このように、クリニカルラダーレベルと人事制度を連動させることにより、病院としては質の高い看護サービスの提供につながる、期待する仕事レベル（能力、職務、役割など）を明示できるといった利点があり、働く個人としては、モチベーションやスキルの向上を図る、自分自身のキャリアイメージを描きやすくなるといった利点があると考えます。

クリニカルラダーの概要（佐藤）

当院は、一人ひとりの看護師が自己実現を果たし、専門職として自律し、主体的に活動できる看護師の育成を目指しています。そのためのシステムとして5段階のクリニカルラダーがあり、看護師のキャリアアップのための支援を組織的に行っています。新卒職員のラダーは0で、看護師として必要な基本的看護実践能力を習得できるように支援します。クリニカルラダーレベルⅠ～Ⅲまでは専門領域を持たず、臨床実践能力の向上に主体的に取り組める教育プログラムを構築し、教育的支援をしています。看護師経験6～11年目を目安にラダーレベルⅢの取得を目指します。ラダーレベルⅢ取得後は、ジェネラリストコース以外に、専門領域を持ち病院全体の看護の質向上を目指す「スペシャリストコース」、マネジメント能力を発揮して病院全体の看護の質向上を目指す「管理者コース」、専門職としての後継者育成を目指す「臨床看護指導者コース」など、複数のキャリアアップの道を選択することが可能となります。このようなキャリアパスにおいて、クリニカルラダーは看護師の自己の看護実践を見つめ、獲得している能力と課題を明らかにし、自己への成長へつなげることが可能となる重要なシステムのひとつとなっています。

当院のクリニカルラダーは「臨床実践能力」と「臨床判断能力」から構成されています。クリニカルラダーを構成している臨床実践能力は、患者へのケアに加え、看護チーム、部署、病院などの組織の中で期待される成果が出せる能力であり、当院では「看護実践能力」「組織的役割遂行能力」「自己教育能力」「研究能力」「倫理的判断能力」の5項目をコア要素として構成しています（表1）。また、臨床判断能力は、「知識」「判断」「行為」「行為の結果」の4項目を関連要因として、事例評価を行います（表2）。

表1 臨床実践能力の構成要素

構成要素	能力
看護実践能力	パトリシア・ベナーによる7つの領域で構成されている
組織的役割遂行能力	看護チーム等の最小組織から看護部、医療施設、地域、国内での看護職能団体の中での役割遂行能力
自己教育能力	技術専門職としての自己の技術を高める能力
研究能力	看護の科学的追求を行う能力
倫理的判断能力	倫理綱領に沿って判断できる能力

表2 臨床判断能力の関連要因

関連要因	説明
知識	臨床の場面で看護師が判断する際の根拠として用いる知識
判断	事実をいかに認識し、今ある状況をどうとらえたかを持っている知識を活用して判断する
行為	判断をもとに対象のニードを満たすため、臨床場面で選択し実施した行為
行為の結果	行った行為が患者にもたらした影響や変化であり、看護師の満足感なども含まれる

　当院では、「看護師のクリニカルラダー（日本看護協会版）」（以下、JNAラダー）が発表された後、自施設基盤型として内容のすり合わせを行いました。当院の看護実践能力が、JNAラダーの示すどの能力となるかを整理したところ、1〜4段階のどの段階においてもJNAラダーの4つの力が示される項目があり、当面は当院のクリニカルラダー表に沿ってラダー取得を進めていくことにしています。その他の能力としての「組織的役割遂行能力」「自己教育能力」「研究能力」「倫理的判断能力」「臨床判断能力」は、大学病院の看護師を育成するうえで必要な能力と考え、継続して評価しています。

　次にクリニカルラダーレベルの認定までの流れについて説明します。申請は、臨床実践能力項目の自己評価と管理者による他者評価で、全項目「できる」を獲得することが必要です。臨床判断能力を評価する事例評価は、申請者と評価者（所属部署の看護管理者）、同僚（申請者本人とクリニカルラダーレベルが

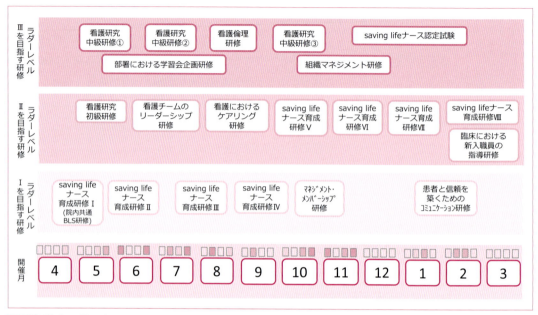

図1 院内研修の年間スケジュール
開催月の数字の上にある4つの四角は、1週目～4週目の意味。色がついている週に研修の予定が入っていることを示している。

同等以上）の3名で行います。また、自己研鑽・役割を通じて行った活動を数量化して、ラダーレベルごとに必要なポイントを設定しています。看護師長は①臨床実践能力項目の自己・他者評価 ②事例評価の総合評価 ③必須研修の修了 ④自己研鑽・役割ポイントを確認し、クリニカルラダー面接を実施後、認定申請を行います。看護部管理室は認定要件の確認と判定を行い、クリニカルラダーレベルを認定しています。

クリニカルラダーの現状（木村、山本）

　当院のクリニカルラダーは、キャリア開発プログラム推進のための仕組みとして継続教育と連動しており、ラダー取得のための院内研修を行っています。5つの能力を育成するために5本の研修の柱があり、ラダーレベルに応じたプログラム構成になっています。研修は年間を通じて開催しており、参加人数の多い研修は複数回行うことで参加機会を確保しています（図1）。研修後は、学びを意図的に実践で取り組むことを課題とし、知識と実践の統合につなげています。

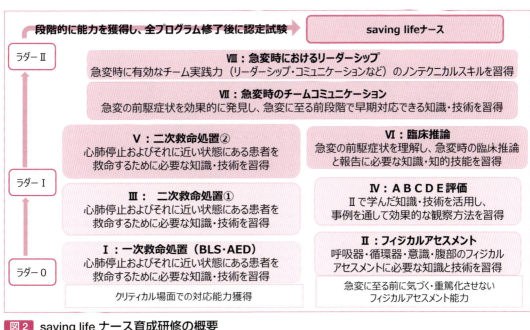

図2 saving life ナース育成研修の概要

　院内研修では、急性期病院としての人材育成を目指し、「saving life ナース育成研修」受講を必須としています（図2）。これは、患者の生命を救う看護師を卒後3年間で育成するプログラムとして開発されたものです。2010年度文部科学省大学改革推進事業「看護師の人材養成システムの確立」において「saving life ナース育成プラン～私が命を救う～」が採択され、5年間で開発した技術修得のプログラムです。患者の急変を予測でき、クリティカルな場面で的確に対応できる看護師を育成する研修として、新入職者が3年で命を救える看護師になるために必須研修としています。研修プログラムはⅠ～Ⅷで構成され、クリニカルラダーと連動して段階的に能力を獲得していきます。全プログラム修了後、saving life ナースの認定試験に合格すると「saving life ナース」として認定されます。2018年度末までに延べ488名の看護師がsaving life ナースの認定を受けており、命を救う看護師として実践で能力を生かすとともに、教育リンクナースとして後輩の指導にも携わっています。

　事例による臨床判断能力評価は、クリニカルラダーを申請する看護職員が半年以内に行った看護活動の中で事例を取り上げ、その場面を記述します。申請する看護職員、評価者、同僚の3者で4項目の関連要因を総合的にとらえ、ど

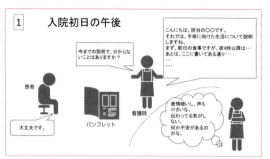
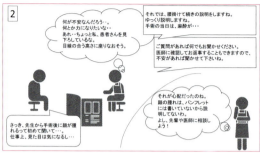
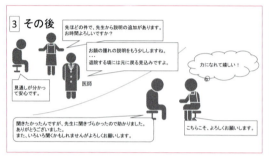
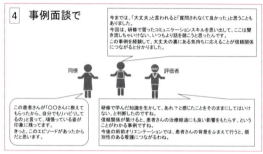

図3 事例評価の例

の段階であるかを判定します。4つの関連要因に沿って行った看護を振り返ることで、自分が提供した看護の意味を理解し、成長のための課題を明らかにすることができます。実践事例の記述は容易ではないため、研修後課題で記述した実践事例を活用するなどしています。ラダーレベルⅠを目指す看護師の事例評価の場面を図3に示します。

今後に向けて（藤井）

　今後は、どの疾患の看護をどの質のレベルで提供できるかという「専門領域ラダー」についても構築する必要があると考えています。それは、さらにラダーを人的資源の管理として使用する必要があると考えるためです。限られた看護師の人数で、部署ごとの「応援（リリーフ）体制」や「部署異動」を行うには、部署（疾患別）ごとの看護師の力を「見える化」することが必要です。この「専門領域ラダー」を構築し、限られた資源で質の高い看護サービスを提供し、同時にこれらを統合した看護師のキャリア発達を一人ひとりが考えられることを目指していきたいと思っています。

3 看護職のキャリアラダー制度の構築

独立行政法人地域医療機能推進機構（JCHO）星ヶ丘医療センター　看護部長　**菅井亜由美**

今、看護職が自分のキャリアを描き、前向きに能力向上に取り組めるような制度が求められています。本稿では、当院における「キャリアラダー作成時の視点」「キャリアラダーを人材育成として効果的に運用するための仕組みづくり」を中心に紹介します。

はじめに

　看護職は専門職であり、社会のニーズ、とくに看護の対象者に提供する看護の質を保証する責任があります。その責任を果たすために能力の獲得・向上は不可欠であり、しかも自律的に行われることが最も効果的です。看護職育成の方向性を示し、能力を獲得する仕組みのひとつとしてクリニカルラダー制度があります。しかし、その能力を獲得しても力を発揮できなければ、せっかくのラダーシステムもかたちだけになってしまいます。

　看護部が組織の中で役割を果たしていくためには、管理者自身が組織目標と看護職の現状を理解し、どのような人材を育成していくかを深く考えることが大前提です。そのうえで看護職が自分のキャリアを描くことができ、前向きに取り組めるような制度の構築が必要だと考えます。キャリアラダーは、臨床実践能力だけでなく看護師として必要となる能力を明らかにして、段階化したシステムです。項目の定義や到達基準などを定め、組織内でどのようにキャリアアップしていくのかを可視化することで、主体的に取り組む動機づけになります。

　本稿では、当院が活用できる制度にするために取り組んだ「キャリアラダー作成時の視点」「キャリアラダーを人材育成として効果的に運用するための仕組みづくり」の2点を中心に紹介します。

当院のクリニカルラダーの変遷

　当院は、2007年に卒後3年目までに焦点を当てた経験年数別到達目標から段階別到達目標を作成しました。看護職は一定の能力を取得した後も学び続ける必要があることや、全員が同じペースでキャリアを築く必要はないことを検討した結果です。作成した段階別到達目標は看護実践能力だけでなく、組織運営、

人材育成など組織目標達成のために必要な能力を組み入れました。これにより、中堅以上の看護職は目指す目標と自身の担う役割を認識できるようになり、また上司もその目標と看護実践や役割遂行に合わせて評価し承認することが可能になりました。

2014年には3つの異なる運営母体が1つの組織となり、独立行政法人地域医療機能推進機構（JCHO）として再出発しました。クリニカルラダーも新組織の理念・目標に合わせて策定し、2016年には「看護師のクリニカルラダー（日本看護協会版）」（以下、JNAラダー）の発表を受けて、既存のクリニカルラダーとの整合性と当院の独自性の再検討（キャリアラダー）を行いました。

キャリアラダー制度の構築

❑ 看護職員の特徴

当院の新入職者の90％は新卒看護師です。入職を決めた理由で最も多いのは、教育体制でした。ここから考えるのは、どのような教育を受け看護師として能力開発していくのか、当院で働くことによりどのようなキャリアを築いていけるのか、選択肢があるのかということを明確に示す必要があるということです。

❑ 当院のキャリアラダーの特徴

臨床実践能力はJNAラダーとの整合性を保ち、組織的役割遂行能力では、JCHOの目指す医療・看護の内容や委員会活動と連動させた項目を組み込みました。自律した看護職を育成するために「目標管理」と「倫理的視点」を項目立てしていることが特徴です。またキャリアラダー表に教育内容の概要を記載することで、育成のための支援を理解しやすくしています（表1）。現在は、役割別到達目標の中で評価している看護管理者のマネジメントラダーとして組み立てるための検討を始めています。

❑ キャリアラダー検討時の視点

キャリアラダーを作成するうえで、いくつかの課題を解決する必要がありました。現場の意見を聞きながら、次の視点を検討課題としました。

表1 JCHO星ヶ丘医療センター看護職キャリアラダー（一部抜粋）

2019年3月 改正

		ラダーI	ラダーII	ラダーIII	ラダーIV	ラダーV
経験年数目安						
チーム医療		看護の役割・責任／病院組織、多職種との協働の中にある看護職の役割・責任／他職種の役割・責任、立場、考え方の理解／他職種との積極的なコミュニケーション			それぞれの職種の専門性に応じた役割分担の促進・調整力／適切なリーダーシップとフォロワーシップの発揮	
社会組織人		社会人としての基礎（挨拶・報告・相談）／疑問・問題提起	個人の業務（タスク）管理／意図的に訊く力	部署の業務（タスク・フロー）管理／発言する責任・発言力／問題の把握、解決のプロセス	意見の交換／問題の的確な把握 プロセスの評価	医療・介護医療チームの業務フロー管理／自律・意見の集約・調整・交渉力／結果・成果への責任
JCHOのミッションに基づく統合的な目標		・指導の下で安全な看護ができる。・組織の一員であることを自覚し、施設を利用する全ての人、協働する全ての仲間に丁寧な対応ができる。	・地域における自施設の機能を理解できる。・地域医療および地域包括ケアのチームの一員として看護職に求められる役割を考え行動につなげることができる。	・地域医療および地域包括ケアのチームの一員として、患者および家族、地域の人々の生活上のニーズに応えるために積極的に問題解決に参画できる。	・患者および家族の地域における生活上のニーズを把握し、医療者のニーズと統合したケアを提供するためにリーダーシップが発揮できる。	・地域関連施設と連携を図り、ケアを継続できる。・患者および家族の地域における生活上のニーズを把握し、医療者のニーズと統合したケアを提供する実践モデルとして行動できる。
知識の体系化			○論理的思考／○研究的視点	（仮説思考）	（戦略思考・定量分析）	
人間関係の構築		○多職種連携・チーム医療の視点	○地域包括ケアの視点			
重点を置く教育項目			○プレゼンテーション	○教育・実習指導		
専門的スキルの習得		○アセスメントに役立つ疾病学（糖尿病・認知症）／○医療安全・感染管理		○退院支援 退院調整		

第1章 これからの教育体制・人事評価

	レベルごとの定義	JCHO及び自施設の理念と使命を理解し、組織の一員としての自覚を持って行動する	組織の一員としての役割を理解し、所属部署の目標を意識して行動する	所属部署の目標達成に向けて主体的に実践する	自施設の目標達成に向けて主体的に実践する	自施設の目標達成に向けて組織改革に必要な建設的意見を提案でき、具体策を主体的に実践する
	【レベルごとの目標】	□地域社会における自施設の役割・機能を理解する ／□自己の業務管理等、社会人・組織人としてのルールを身につける ／□組織が示す収益向上と費用削減のための具体的な取り組みへ協力をする	□地域包括ケアシステムの概要を理解する ／□地域医療及び地域包括ケアのチームの一員として看護職に求められる役割を考え行動につなげる ／□看護チーム内での役割を遂行する ／□業務管理を自立して行い、組織が示す収益向上と費用削減のための具体策に取り組む	□地域医療及び地域包括ケアのチームの一員として、地域の人々の生活上のニーズを把握し、積極的に問題解決に参画する ／□日々の看護業務におけるリーダーとしての役割を遂行する ／□自部署に関連する診療報酬制度等を理解し、組織が示す収益向上と費用削減のための具体策に取り組む	□地域住民の多様なニーズを把握し多職種間と統合したケアを主体的に提供する ／□看護チームや委員会等のリーダーとしてリーダーシップを発揮する ／□保健医療福祉の動向をふまえ、組織が示す収益向上と費用削減のための取り組みの必要性を理解し、主体的に実践する	□地域住民の多様なニーズを把握し、地域住民の療養生活を支えるため、関連する施設や多職種間と統合したケアを提供できるようリーダーシップを発揮する ／□専門性を発揮し、看護チームの管理・教育的役割モデルとして行動する ／□保健医療福祉の動向をふまえ、組織の収益向上と費用削減のための建設的意見を提案でき、具体策を主体的に実践する
倫理的実践能力	看護提供に際して守られるべき価値・義務（1～6条）	①看護活動は法規制ガイドライン等の下で実施されていることが理解できる。／②看護専門職としての自覚と責任ある行動をとることができる。／③倫理的問題に気づき相談できる。	①倫理綱領を理解し、患者・家族の思いを尊重した行動をとることができる。／②規律を守り、自律した行動をとることができる。	①患者・家族の価値観を理解し、倫理的問題を明確にし検討できる。	①医療チームの一員として患者・家族の倫理的問題を把握し、倫理調整に向け意見することができる。	①医療チームの一員として患者・家族の倫理的問題を把握し、倫理調整に向けメンバーに指導的に関わることができる。
	個人特性と組織的取り組み（12～15条）	①社会人・組織人としてのルールを身につけ、組織の一員として行動できる。／②身だしなみ、言葉遣いに留意した行動ができる。／③定期的に健康診断を受け、自己の体調管理ができる。	①社会の動向・医療情報に関心を持ち、研修に参加できる。／②身だしなみ、言葉遣いに留意した行動ができお互いに指摘し合える。／③定期的に健康診断を受け、自己の体調管理ができる。	①社会の動向・医療情報に関心を持ち、得た知見をチーム内で共有できる。／②身だしなみ、言葉遣いに留意した行動ができチームメンバーに指導できる。／③定期的に健康診断を受け、自己の体調管理ができる。	①社会の動向・医療情報に関心を持ち、得た知見を他職種間で共有できる。／②定期的に健康診断を受け、自己の体調管理ができる。	①社会の動向・医療情報に関して得た情報を臨床に役立てることができる。／②定期的に健康診断を受け、自己の体調管理ができる。
組織的役割遂行能力	目標管理	①組織の一員として、自施設および看護部の理念・方針、所属部署の目標を知っている。／②自施設における地域包括ケアシステムの概要がわかる。	①組織の一員として、自施設の地域包括ケアシステムについて理解できる。／②組織の一員としての自身の役割を理解し、所属部署運営目標の達成に向けて主体的に取り組むことができる。	①組織の一員として地域包括ケアシステムについて理解し、自部署運営目標に基づいて、チームの活動計画を遂行できる。／②部署の係や委員会活動等で、部署の問題・課題を明確にすることができる。／③自己が担う役割の範囲でリーダーシップを発揮することができる。	①組織の一員として地域包括ケアシステムにおける自部署の役割を理解し、自部署運営目標に基づいて他職種と協働し部署の活動計画を遂行できる。／②委員会・院内チーム活動に課題を持って参加し、建設的な意見を述べることができる。／③自己が担う役割の範囲でリーダーシップを発揮することができる。	①患者・家族の多様なニーズを理解し、当院の地域包括ケアシステムを効率的に実践する。／②自施設や看護部の運営目標に基づいて活動計画を遂行する。／③チームの看護業務内容をデータとして示すことができる。／④委員会・院内チーム活動に所属部署を代表して発言し、結果報告ができる。／⑤自己が担う役割の範囲でリーダーシップを発揮することができる。

表1 つづき

分類	項目					
安全管理	総合	①医療・看護においての安全を理解できる。②指導の下必要性を判断し、報告・連絡・相談ができる。③指導の下インシデント・アクシデント内容の把握・再発防止行動がとれる。	①医療安全マニュアルに基づき、安全に留意した行動がとれる。②業務上必要なことを適切な相手へ報告・連絡・相談ができる。③インシデント・アクシデント発生時の対応及び報告が適切に行える。	①予見に基づいた事故防止行動がとれメンバーに指導できる。②業務上必要なことを適切な相手へ報告・連絡・相談および提言ができる。③インシデント・アクシデント内容の把握・分析と再発防止行動がとれる。	①適時、業務上必要なことを事実に基づいて適切な相手に、報告・連絡・相談ができる。	①安全かつ快適な療養環境の整備・提供について考え、上司に提言できる。②医療安全対策マニュアルに沿って事故発生時に初期対応ができる。
	情報	①情報管理体制について理解し、基準手順を遵守した行動ができる。(記録・PC・パスワード・守秘義務・SNS等)	①情報管理体制について理解し、基準手順を遵守した行動ができる。(記録・PC・パスワード・守秘義務・SNS等)	①情報管理体制を理解し、状況を判断した行動がとれる。	①自部署の情報管理について問題を提起できる。	①自施設の情報管理に関する問題解決に向けた対策を立案し実施できる。
	感染	①マニュアルに基づき、感染防止対策の実施ができる。	①マニュアルに基づき患者に応じた感染防止対策が実施できる。	①感染防止対策の実施及びメンバーへの指導ができる。	①自部署の感染防止対策の実施及び改善への提言ができる。	①自施設の感染発生件数の把握、分析結果に基づき自部署の改善策の実施とスタッフ指導ができる。
	防災	①緊急コール(火災時・ホワイトコード)を理解し、必要時にコールができる。②災害発生時の患者・職員の安全確保・緊急連絡方法を知っている。(消火設備・避難経路)	①災害発生時の初期行動がとれる。②日々の防災チェックができる。③防災訓練に参加できる。	①災害訓練に参加し、部署の特殊性を考え役割を遂行できる。	①災害発生時の患者・職員の安全確保と応援体制についてリーダーシップを発揮できる。②災害に備えた所属部署の問題について提起できる。	①防災マニュアルに基づいた役割遂行とスタッフ指導ができる。②防災訓練を実施・評価している。③非常時に備えて緊急連絡網や安否確認ができる。
	経済	①指導のもと、処置入力・物品の取り扱いができる。	①重症度、医療・看護必要度評価が正しく行える。②多重課題時、優先順位を考え実践することができる。③自部署に関連した診療報酬の項目を理解している。	①係・委員会活動を通して、所属部署のデータを把握できる。②重症度、医療・看護必要度評価が正しく行え、チームメンバーへ指導ができる。③自らタイムマネジメントができる。④自部署に関連した診療報酬の実施や記録について理解している。	①メンバーのタイムマネジメントを調整することができる。②自部署の必要な物品の管理ができる。③自部署に関連した診療報酬の実績を知っている。	①診療報酬のしくみを理解し、組織の収益向上のための対策を提案できる。②自部署のタイムマネジメントを支援することができる。③効率的な業務改善に向けて建設的に提言できる。
	ストレスマネジメント	①心身ともに健康な状態で仕事に臨める。②ストレスを自覚して上司や先輩に相談できる。③メンタルヘルスに関する相談窓口を知っている。	①ストレスを自覚して上司や先輩に相談するなど自身で対処行動がとれる。②メンタルヘルスに関心を持ち研修に参加できる。	①職員の労務安全に関する問題に気づき、上司や先輩に相談することができる。②メンタルヘルスに関心を持ち、研修で得た知識を活かすことができる。	①職員の労務安全に関する問題に気づき、職場環境を整えるための建設的な意見が言える。②メンタルヘルスに関心を持ち、研修で得た知識を活かすことができる。	①職員のメンタルヘルス不調に気づき、適切な対応ができる。②メンタルヘルスケアの教育・情報提供が実施できる。
教育内容	集合研修	①看護部オリエンテーション ②夜勤オリエンテーション ③BLS研修 ④感染対策研修 ⑤フィジカルアセスメント研修 ⑥看護過程と記録研修 ⑦看護技術研修 ⑧サービス向上研修 ⑨エンゼルケア研修 ⑩多重課題研修 ⑪静脈留置針研修 ⑫ケーススタディ・まとめ / ローテーション研修	2年目 ①倫理研修 ②多重課題研修 ③救急研修(救急外来) 3年目 ①リフレクション研修 ②プリセプターシップ研修	①プリセプターシップ研修 ②リーダーシップ研修 ③在宅療養支援研修	①リーダーシップ研修 ②臨地実習指導者研修	①副看護師長登用試験対策研修 ②新任副看護師長研修 ③新任看護師長研修
	APN主催研修		社会のニーズに応じた研修会の企画 皮膚・排泄ケア 緩和ケア がん看護 がん性疼痛看護 がん化学療法 感染管理 集中ケア 摂食・嚥下障害看護 救急看護 糖尿病看護 認知症看護 脳卒中リハビリテーション看護			
	部署別研修	・基礎技術の習得	・日常ケアにある倫理について教育 ・リフレクションの支援 ・メンバーシップ教育	・プリセプターシップ教育 ・リーダーシップ教育 ・在宅療養支援	・リーダーシップ教育 ・臨地実習指導者教育	・チーム運営教育
		看護研究				
		各部署の年間計画に準ずる(倫理・感染・医療安全・防災・接遇・救急・看護技術・専門分野)				
	共通	医療安全 感染対策 防災訓練 重症度、医療・看護必要度				
	院外研修	①関西臨床倫理研究会「臨床倫理入門コース」②看護協会主催研修	看護協会主催研修、JCHO本部・地区主催研修、関西臨床倫理研究会等			

①組織目標達成に必要な能力項目を満たしているか
②現場の実態とズレがないか
③ラダーごとのズレがないか
④到達目標と評価項目のズレがないか
⑤評価者によるズレが起きない表現になっているか
⑥新人看護職員の臨床研修制度、看護職員の倫理綱領などの項目が含まれているか

　検討については、教育委員会、副看護師長会、看護師長会を活用しできるだけ多くの意見を取り入れながら作成しました。この検討作業には時間を要しますが、制度の理解だけでなくJCHOの理念、当院の看護理念、教育目標など深く考える機会にもなり、浸透には効果的でした。

❑ キャリアラダーシステムの支援体制と評価

　キャリアラダーを運用するためには、個人の努力に任せるだけでなく支援体制が必要です。また、ラダーレベルを上げることで「職務満足の向上」につながることが制度の構築や運用の評価になると考えています。当院の支援には、教育体制と目標管理があります。またラダーレベルごとに付加価値をつけ、他部門での実地研修、出張での長期研修や認定看護師、専門看護師教育受講の機会付与などの動機づけをする制度も支援のひとつです。

1）教育体制と教育計画の工夫

　当院の教育は、教育担当師長を委員長とした継続教育委員会が中心となって計画・運営を行っています。研修内容はラダーの役割を担えるように紐づけし、重点教育項目を定めています。研修の必要性を理解していても家庭との両立など個々の事情から参加しにくい状況にある看護職も継続して学ぶことができるよう、eラーニングによる研修も取り入れました。

　知識の一部はeラーニングで取得し、それを基に実習方式やグループワークをするなど研修方法も多様化させ学び続ける環境の工夫をしています。ラダーⅠに該当する新人看護職については、厚生労働省の新人看護職員ガイドラインに対応した研修内容と到達目標を併用し計画するため、多くの研修時間が必要です。すべての研修を勤務時間内に実施し、集合研修と手術室、ICU、外来、所属部署以外の病棟などをローテーションしながら行うローテーション研修や

表2 「まっくろ大学」評価表（一部抜粋）

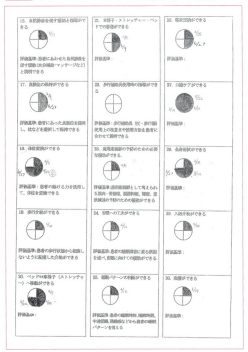

表3 研修の企画評価シート

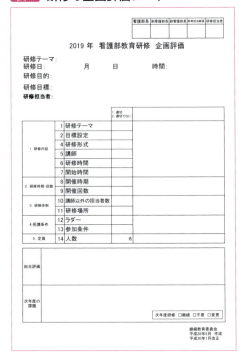

部署内研修を組み合わせ、知識と実践を結びつけるよう工夫しています。ラダーⅠの看護師は、ガイドラインに示された技術を4段階（見学、指導のもと実施できる、助言があればできる、できる）で評価します。技術項目ごとに1つの円を4分割し、経験ごとに塗りつぶします。「まっくろ大学」と名づけた評価表（表2）は、自身の成長を可視化することで自身の成長を確認できるため好評です。自立を目指すために、教育責任者、教育担当者（副看護師長）、実地指導者（プリセプター）が中心となり、各部署、各委員会が分担し全体で支援する体制を構築しています。

2）研修評価と次年度の課題の明確化

研修は、キャリアラダーの目標達成に向けた支援のひとつである以上、目標は達成できたのか、適切な研修であったのか、課題はあるかなどの評価が必要です。

当院では、研修終了時に受講者にアンケート調査を行います。アンケート内容は、研修への参加意欲、内容の理解、研修方法、看護活動へ役立てられるか

を基本項目としてそれぞれの研修ごとに作成します。その後、担当者で総合評価と課題を明確にして（表3）、次年度の研修計画の参考にします。

3）目標管理

　集合研修は、目標をもって参加しなければ受け身になります。また、ラダー別に実施されるため個々の状況への配慮や個別性への配慮がしにくいという課題があります。このような課題解決と動機づけのために目標による自己管理（目標管理）を導入しています。それぞれの状況に応じて自身が目標を設定し、所属長との面接を通してどのような研修に参加するかを決定しています。所属長は、面接のために個人の状況や目標、期待する役割の確認など、事前の準備と労力が必要ですが、一人ひとりに向き合う時間が大きな支援となり、やりがいと自律的なキャリア開発につながる点が人材育成のカギといえます。

　面接は年に3回、目標設定のための期首面接、進捗確認と支援のための期中面接、評価と次年度への取り組みに向けた期末面接を行います。目標設定時の期首面接が最も大切で、看護部の目標、部署目標との整合性とキャリアラダーを認識した個人目標になっているかを確認します。また、この面接の中で、目標は自分自身で管理するという動機づけをすることが重要だと考えています。期中面接・期末面接では、できる限り承認しながら達成度の評価を共有します。

4）役割との連動

　ラダーの目的は、看護職としての能力向上と組織目標の達成に向けて活用することでもあります。ラダーレベルに応じて、組織役割を担うことでその能力が発揮される機会にもなります。ラダーレベルⅢ以上の看護師には、プリセプター、実習指導者、看護部委員会などできる限り個人の目標と連動した役割を委譲し、視野を広げて活躍できる場を設けています。看護職としての自身の自立という視点から、範囲を広げることは大きな成長の機会になっていることを実感します。

5）職務満足度調査

　ラダー制度の導入は、能力の向上や自律支援に効果的ですが負担感ややらされ感が起こらないとは限りません。最終的には看護職がいきいきと働き、職務に満足できる制度でありたいと思います。当院では毎年、職務満足度調査を実施しています。満足度調査はラダー制度自体の評価ではありませんが、管理体制や看護師相互の関係、ケアの質などの項目をラダー別、部署別に経年で確認

できます。満足度の低い項目や変化の大きい項目については、看護職員への支援体制の変更も含めた評価対象として活用できます。なぜ低いのか、なぜ変化したのかなど、その評価に影響した要因を分析することが当院のラダー制度を含めた看護の質を高めていくことだと考えています。

キャリアラダー制度を効果的に運用し続けるための課題

　社会の変化に伴い、組織の役割や看護職の働き方も変化しています。現在、当院の入職者は新卒看護師がほとんどを占め、職員の多くはフルタイムで勤務しています。しかしこれからは、個人のキャリアやワークライフバランスの推進に応じて中途採用者やセカンドキャリア、短時間勤務など、多様なニーズと働き方を希望する看護職とともに組織をつくっていかなければなりません。これらの変化に対応できるよう、支援のあり方を含め評価・検討を続けていく必要があります。加えて、支援する看護管理者が能力を向上していくことが不可欠であり、早急に取り組んでいく課題だと考えます。

第2章

クリニカルラダーの
作成・運用・評価

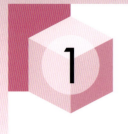

クリニカルラダーを運用する前に看護管理者が心得ておきたいこと

人間環境大学　看護学部看護学科　看護管理学　講師／キャリアデザイン支援室長 兼 実習センター長
加藤由美

　クリニカルラダーとは、知識や技術の習熟の度合いを測ることができ、またキャリア開発・キャリア発達を支えるツールです。

　2016年5月に日本看護協会が「看護師のクリニカルラダー（日本看護協会版）」（以下、JNAラダー）を公表しました。以後、クリニカルラダーへの関心は高まり、導入や活用への検討が各施設で進められています。

　本稿では、看護管理者がクリニカルラダーとうまくつき合うためのノウハウを、人的資源管理の視点で解説します。

クリニカルラダーを攻略する

　2017年に発表された「中小規模病院の看護の質の向上に係る研修等に関する調査」結果[1]によると、教育内容を充実させる取り組みの中で、病院での看護師の能力評価・開発におけるラダー導入状況について、25.6％の病院が「導入している」、22.6％の病院が「クリニカルラダーまたはキャリアラダーの導入を検討している」ということでした。このことから、ラダー導入への取り組みが進んでいることがわかります。

　一方で、ラダーの導入や運用にはまだ課題が多いことも示唆されています。JNAラダーを導入する予定のない病院の理由として、「JNAラダーに基づく教育を計画・実施する人材と人員が確保できていない」が49.2％、「導入を検討する人材と人員が確保できていない」が48.7％、「JNAラダーに基づく教育を計画・実施する時間が確保できない」が35.1％といった結果が出ており、導入に向けて、教育計画を立案する人材の育成が課題であることがわかります。

　なお、本稿におけるクリニカルラダー、キャリアラダーの定義は、日本看護協会の「看護師のクリニカルラダー（日本看護協会版）」活用のための手引き[2]の定義に準じ、次のとおりとします。

表1 「JNAラダー活用のための手引き」の内容[2]

1. 開発の経緯
2. 導入・活用編
    施設における導入の具体例紹介
    ①導入の基本的な流れ
    ②導入に向けた共通 Step
    ③ご所属施設でラダーをお持ちでない場合の導入の具体例
    ④ご所属施設でラダーをお持ちの場合の導入の具体例
3. 学習内容編
4. 施設における活用例編〜行動目標の検討からレベルの到達状況の確認（評価）まで〜
    施設における人材育成の基本的な流れにおける活用の具体例紹介
    テーマ１：ラダーの作成と行動目標の検討
    テーマ２：ラダーと連動した教育の実施
    テーマ３：レベルの到達状況の確認（評価）

参考となるもの
　助産実践能力習熟段階（クリニカルラダー）活用ガイド
　継続教育の基準 ver.2
　継続教育の基準 ver.2 活用のためのガイド
　新人看護職員研修ガイドライン【改訂版】

クリニカルラダーとは
　臨床看護の実践レベル
　看護師の看護実践に必要な実践能力を段階的に表現したもの
キャリアラダーとは
　看護師の専門的な能力の発達や開発、臨床実践能力ばかりでなく、管理的な能力の段階や専門看護師・認定看護師・特定行為研修修了看護師としての段階等も含む

　まずは、JNAラダーの導入にかかわらず、クリニカルラダーを理解するために、日本看護協会公式ホームページで「活用のための手引き」（**表1**）[2]などを関係する皆さんで熟読することをお勧めします。そして、組織全体で内容を「丁寧に解釈すること」「共通認識とすること」を念頭に取り組まれることを期待しています。
　JNAラダーは、施設における人材育成のためのひとつの運用ツールです。このツールによって、施設が目指す人材育成（キャリア開発）と個人が描く（キャ

リアデザイン）を現実のものにすることができます。特徴は、「看護実践能力」を育成する目的で標準化されているということです。組織の発展のため、また、個人の能力開発や組織で働く看護師を支援するためには、「人的資源の育成と活用」を理解する必要があります。

本誌では、多くの事例を網羅し、クリニカルラダーの活用方法を示していますのでぜひ参考にしてください。

看護職はなぜ学び続ける必要があるのか

私たち看護職の多くは、忙しく、厳しい仕事をしながらも、何らかの学習をしています。「目の前の患者により良い看護を提供したい。そのためにスキルを磨きたい」「キャリアアップしたい」「院内研修に参加したい」「院外の研修に興味がある」「大学院に行って学びたい」など、さまざまな学習ニーズを抱き、研修に参加している看護職者がたくさんいます。働きながらも学習し続けるのは、なぜなのでしょうか。またその必要性はどこにあるのでしょうか。学び続ける必要性を示す関係法律、倫理綱領から、その理由を考えていきます。

☐ 保健師助産師看護師法を見てみよう

看護職者自身、国家資格である免許を取得してからも、研修を受講し、自己の資質向上に努めることが明確に記されています。

☐ 看護師等の人材確保の促進に関する法律を見てみよう

いわゆる「人確法」は1992年に公表されています。看護師の確保を推進するための措置として、その目的には、看護師確保のための養成、定着のための処遇改善と資質の向上、就業促進が盛り込まれています。とくに資質向上のためには、学習する機会が必要です。基本指針の4項に、研修等による看護師の資質の向上に関する事項が定められています。

第6条では、看護師等の責務として、卒後の臨床研修等に努めなければならないことが規定されており、その条文には、「自信と誇りをもってこれを看護業務に発揮するよう努めなければならない」と記されています。あわせて第5条では、病院などの開設者に対し、研修の実施や受講機会を確保することが努力義務として記されています。

さて、目の前で働く看護師の皆さんは、自らの業務、仕事に「自信と誇り」を持っていますか。看護師長である皆さん、看護師長であることに「自信と誇り」を持っていますか。自信とは、「自分で自分の価値、能力を信じ、自己を信頼する心」であり、誇りとは「名誉」です。ぜひ、部署のあるべき姿を描くうえで意識して可視化してみてください。部署の目標に具体的に示すことで、部署で目指す看護の方向性が明確になります。スタッフのモチベーションを上げるひとつのきっかけにもなります。

忙しい毎日を過ごしていても、ライセンスを持ったプロフェッショナルナースとして自分の価値と能力を信じて仕事にあたってほしいと強く願っています。現場の多くの看護職たちは、日々の看護活動を当たり前の事象ととらえ、その価値に気づいていないことが多く、またその事象を支援できない看護師長も多くいます。私もその一人であったと思います。看護職者である自分の価値について、今一度、考えてみてください。

看護者の倫理綱領を見てみよう

看護職としての専門職団体である日本看護協会は2003年に「看護者の倫理綱領」を発表しました。

倫理綱領は、私たちが看護という仕事をするうえでの行動規範を定めたものです。倫理綱領を守らなかったとしても、法律ではありませんので、処罰されることはありません。ですが、守るべき行動規範（ルール）として根づいていくことが求められます。条文7、8には、専門職として資質向上のために組織で学び続けることが社会に対する責務であることを明確に示しています。

看護職の専門職性を高めていくことは重要です。自ら考えて行動できる看護師を育成し続け、学び続ける組織をつくっていくことは、私たちの大きな課題でしょう。

ドレイファスモデル　技能習得モデルの看護への適用[3]

日本の看護界で、クリニカルラダーという言葉が普及した背景には、2005年以降、パトリシア・ベナーの「ベナー看護論」が発表されてからです。この看護論をもとに、多くの病院でクリニカルラダーが作成されていきました。

ベナーは、ドレイファスモデルに従って習熟度レベルの特徴を分析、明確化

表2 技能習得に関するドレイファスモデルの看護への適用 （文献3をもとに筆者作成）

第1段階：初心者レベル（Novice）　学生
その状況に適切な対応をするための実践経験がないレベル 客観的な測定可能な患者の状態を把握し、状況を知ることはできる。 原則や一般論・一般知識に沿った行動が中心となるため、どのように行動すべきかを導く必要がある
第2段階：新人レベル（Advanced Beginner）
必要最低限の業務水準を満たすレベル ガイドラインにそって業務をこなし、臨床実践で繰りかえし遭遇する多くの経験から、状況的要素を把握していく 優先順位を決めることを学び、状況に応じた判断ができるようになる
第3段階：一人前レベル（Competent）
これまでの経験に基づき、意識的に立案した長期的な目標や計画に基づいた実践ができるレベル
第4段階：中堅レベル（Proficient）
自身の経験による格率に基づき、状況を一時的、局面的な視点ではなく、全体像としてとらえて行動することができるレベル
第5段階：達人レベル（Expert）
分析的な原則（規則、ガイドライン、格率）には頼らず、直観的に把握して解決に向けて正確で無駄のない行動ができるレベル

し、看護への適用を考察しています。ドレイファスモデルとは、数学者であり、システム分析学者のスチュワート・ドレイファスと哲学者のヒューバート・ドレイファスの兄弟が、チェスプレイヤーと航空パイロットに関する調査をもとに開発した、5段階（初心者、新人、一人前、中堅、達人）の技能習得レベルを経ていくというモデルのことです。

　ベナーは、実践経験、年数、働く組織のさまざまな看護師、大学生も含め、インタビューと参加観察を行い、看護実践でも同様の技能習得モデルがあることを示しました（**表2**）[3]。

看護師長は自部署の将来ビジョンを描こう

　筆者は、日本看護協会認定看護管理者教育課程のファーストレベル、セカンドレベル、サードレベルの教員を経験しました。ここでの教育経験を経て、看護師長に最も必要なことは、自部署の将来ビジョンを描くことだと確信してい

ます。そのうえで"質の高い看護実践組織を創造できる"看護師長になることが必要です。そこで重要になるのが、看護師長自身が「看護とは何か」「自分が大事にしている看護は何か、価値は何か」を可視化し、語り、書き、伝える力です。看護管理実践で最も重要となる、自身の看護に対する信念を強く持ち、将来ビジョンを描いてほしいと思います。

　さまざまな看護現場の事象を五感で知覚し、見聞きした目の前の事実についてジャッジするとき、看護師長はこれまでの経験に基づいた意思決定を行っています。目の前の事象、いわゆる現実・現状と理想とのギャップは、自身の経験に基づく"あるべき姿"から見えてくるものです。見聞きしたままの事象や客観的データを可視化し、現状を丁寧に分析し、部署のあるべき姿、やるべきことについて、ときには「それは看護？」という問いを持ちながら、ビジョンを描いていくことが必要です。

　クリニカルラダーを活用する際も、看護師長が描く、部署の将来ビジョンを明確にすることからまず始めてほしいと思います。そのことによって、描くゴールに向かって、どんな看護を提供する必要があるのか、そのために必要な実践能力は何かを導くことが可能になります。質の高い看護を提供するためには、ともに働く看護師たちの看護実践力を把握し、ゴールを設定する必要があります。これがクリニカルラダー活用のカギになるのです。

看護実践能力をレベルアップするために、仲間力を必要とした組織

　一緒に働くスタッフの看護実践能力を見守り、育むためには、部署という組織に所属し、ともに成長することを喜び合うことができる組織風土もまた必要です。

　10年の看護師長経験の中で、有能なジェネラリストが多いものの組織力が発揮できない高度急性期病院の集中治療室の看護師長を経験しました。そこでは、過去の経験では解決しがたい大きな課題に向き合うことになりました。そのとき、『ルフィの仲間力 「ONE PIECE」流、周りの人を味方に変える法』[4]という書籍に出会いました。

　ご存じの方も多いかと思いますが、原作のマンガの主人公は『俺は、海賊王になる!!!』という目標に向かって邁進し、その夢に共感した仲間が集まってきます。主人公は仲間を集めることを目標としていません。でも、「仲間と一緒な

表3 現場教育（OJT）で行われている支援（文献5をもとに筆者作成）

内省支援	ある業務の経験や自分自身のあり方を客観的に振り返る機会を他者から与えられること「自分で考えさせ、自ら気づかせる」ための支援	上司、上位者・先輩・同僚・同期、部下が等しく行っている
業務支援	折に触れ、精神的な安らぎを与えたりすること	上司→上位者、先輩→同僚、同期→部下
精神支援	業務を遂行していくうえで直接的に関係してくる助言や指導のこと	同僚・同期 上司が最も行っていない

ら、どんな大きな夢でもかなえられる」と仲間の力を信じています。仲間がいれば「勇気」と「活力」が湧いて、どんな困難にも立ち向かえると。

筆者はこの書籍から「仲間力」を学び、組織全体にこの「仲間力」を浸透させたいと考えました。そして、部署目標にそれを記し、病棟会で仲間と助け合う方法、信頼を強める方法、仲間と一緒に成長していく方法を考え、実現するための組織化を図りました。

看護師長は部署のビジョンを文章化し、言語化して、スタッフに熱く伝える必要があります。目標を共有することで、スタッフが次に進む自分を描くことが可能となります。スタッフの看護実践場面を目の当たりにしているのは看護師長です。スタッフの看護の実践活動が"看護であること"、"そこに価値があること"を伝えることができます。一人ひとりの経験を認め合うことができる組織が、人を成長させることができると考えています。

そして、その価値をクリニカルラダーの到達目標に照らし合わせて活用することで、現場の看護実践とラダーとの乖離が少なくなると考えます。現場では、実践活動とラダーや院内教育が連動していないと思っているスタッフが少なくありません。そこをつなぐ架け橋は看護師長ではないでしょうか。

現場教育（OJT）で、上司は「業務支援」を最も行っており、次に「内省支援」を実施しているが、「精神支援」は最も行っていないことが示唆されています（表3）[5]。そして、上司の「精神支援」「内省支援」が「能力向上」に資するという結果も記されています[5]。看護師長は、看護実践の事象をスタッフと語り合い、暗黙知を言語化して、内省と省察を繰り返し、良質な経験に変換する支援者であると考えます。そしてその経験を"承認する"ことが大切です。

褒めることと認めることは違います。スタッフの言動を見聞きしていなければ、承認する（認める）ことはできません。看護師長自身の言葉で「I（私）メッセージ」としてたくさんの言葉と笑顔で「承認」を伝え、コミュニケーションを重ねて信頼感を深めていきましょう。

業務経験談（職場の構成員が各自の業務経験を相互に語り合うこと）により、暗黙知が形式知へと変換されるプロセス（SECIモデル）[6]が駆動するきっかけになり、知識移転に寄与し、個人の「能力向上」につながるとされています[5]。語りの共有によって、人、もの、カネ、情報、知識という経営資源の中の「知識」に着目した経営、「ナレッジマネジメント」を展開しましょう。看護師長は現場の事象と抽象を上り下りする支援者です。

看護師長が描く人材育成

優れた人材を育成するためには、学びたいというニーズを把握することと、組織が必要とする人材育成像を明確にすることが重要です。人材は「人財」であり、組織で最も大切な資産です。学びたい気持ちと組織の看護の質を向上し続けるという課題を達成していくプロセスこそが、人材育成計画です。

クリニカルラダーと連動した教育計画には、組織の理念、使命、目指すものに看護部の理念が反映されます。ただし、それを教育計画としてかたちにすることは容易ではありません。教育委員会など、看護部に教育計画、実施、評価を運営するチームを構成し、組織が目指す育成プランを立案しましょう。

キャリア発達を支える看護師長

次ページ図1は、助産実践能力習熟段階活用ガイドをもとに筆者が図式化し、具体例を加筆したものです。

看護師長はスタッフ個人の成長を願い、看護という職業生活を支える存在です。スタッフ自身はどのような将来像を描いているのか、ポートフォリオを活用し、丁寧なキャリアカウンセリングを実施し、知る必要があります。それを把握したうえで、組織の維持、発展のために組織が目指す人材育成に向かうよう支援していきます。

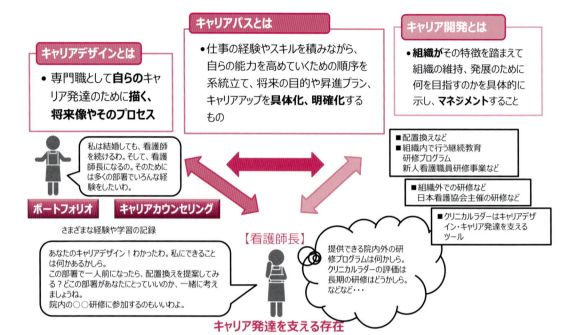

図1 キャリア発達のためのキャリアデザインとキャリア開発 （文献7をもとに筆者作成）

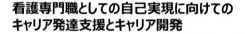

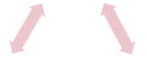

図2 人的資源活用のあり方

まとめ

　クリニカルラダーに翻弄されることなく、人材を人財として、人的資源を活用、育成することが重要です。クリニカルラダーはキャリア発達を支援し、キャリアデザインを描き、組織が目指すキャリア開発を運用するためのひとつの手段です（図2）。

　看護専門職として自己実現に向けて、個人のキャリアデザインを大切にし、キャリア発達を支援すること、そして組織が目指すキャリア開発を共有し、ともに成長し合える組織づくりを目指してほしいと願っています。

●引用参考文献

1) 公益社団法人日本看護協会．平成28年度厚生労働省医療関係者研修費等補助金（看護職員確保対策特別事業）「中小規模病院の看護の質の向上に係る研修等に関する調査」．
https://www.nurse.or.jp/nursing/education/jissen/document/index.html
（2019年9月6日閲覧）
2) 公益社団法人日本看護協会．JNAラダーおよび関連資料．活用のための手引きのご案内．
https://www.nurse.or.jp/nursing/education/jissen/ladder/index.html
（2019年9月6日閲覧）
3) パトリシア・ベナー．ベナー看護論 新訳版 初心者から達人へ．井部俊子監訳．東京，医学書院，2005，11-32．
4) 安田雪．ルフィの仲間力『ONE PIECE』流．周りの人を味方に変える法．東京，アスコム，2011，188p．
5) 中原淳．職場学習論—仕事の学びを科学する．東京，東京大学出版会，2010，200p．
6) 野中郁次郎ほか．知識経営のすすめ—ナレッジマネジメントとその時代．東京，筑摩書房，1999，238p．
7) 公益社団法人日本看護協会．助産実践能力習熟段階（クリニカルラダー）活用ガイド．2013．
8) 井部俊子監修．手島恵編集．第4章 人材の育成と活用．看護管理学習テキスト第3版 第3巻人材管理論2019年版．東京，日本看護協会出版会，2019，336p．
9) 小島恭子ほか編著．専門職としてのナースを育てる看護継続教育—クリニカルラダー，マネジメントラダーの実際．東京，医歯薬出版，2005，206p．

「JCHOラダーモデル」から「JCHO看護師キャリアラダー」へ
ラダー作成・運用・評価のプロセスと見直しのポイント

独立行政法人地域医療機能推進機構（JCHO）本部　研修センター　看護研修課　看護研修専門職
企画経営部　患者サービス推進課　看護専門職（併）**開保津貴子**
同　企画経営部　患者サービス推進課長　**吉浪典子**

　JCHOでは、機構が発足した2016年度に本部が作成・発出した「JCHO看護職クリニカルラダーモデル」（以下、JCHOクリニカルラダー）を、グループ病院全体における人材育成の共通指標として活用してきました。その後、日本看護協会が「看護師のクリニカルラダー（日本看護協会版）」（以下、JNAラダー）を公表したことを契機に、本部でJCHOクリニカルラダーの改訂に取り組みました。本稿では、筆者が看護専門職として携わった「グループ病院全体の看護職の人材育成を目指した」ラダー改訂の作業工程と「ラダー運用・評価」についての考え方を紹介します。なお、本稿の執筆内容については、筆者の個人的見解が含まれていることを申し添えます。

はじめに

　日本は、世界に例を見ないスピードで少子高齢社会となり人口減少時代を迎えています。医療ニーズは高度化・複雑化し、人々の価値観は多様化しています。医療保健福祉を支える国の財源は、経済成長率の低迷、産業の変化、生産人口の不足などから厳しい状態が続き、医療費を抑制するさまざまな政策が進められています。

　一方、医療の担い手である医師や看護師が不足する中、働き方の見直しやそれぞれが専門性を発揮できるようなタスク・シフティング、タスク・シェアリングが推進されています。このような状況において、看護職に求められる役割や仕事は大きく変化し、その変化に対応できる看護職の能力開発が課題となっています。

　JCHO（Japan Community Healthcare Organization：独立行政法人地域医療機能推進機構）は、2014年に社会保険病院、厚生年金病院、船員保険病院という3つのグループを統合して設立された全国57の病院グループです。健康管理

表1 JCHOの理念と使命

理念	我ら全国ネットのJCHOは地域の住民、行政、関係機関と連携し地域医療の改革を進め安心して暮らせる地域づくりに貢献します
使命	(1) 地域医療、地域包括ケアの要として、超高齢社会における地域住民の多様なニーズに応え、地域住民の生活を支える。 (2) 地域医療の課題の解決・情報発信を通じた全国的な地域医療・介護の向上を図る。 (3) 地域医療、地域包括ケアの要となる人材を育成し、地域住民への情報発信を強化する。 (4) 独立行政法人として、社会的な説明責任を果たしつつ、透明性が高く、財政的に自立した運営を行う。

センター57、介護老人保健施設26、訪問看護ステーション30、地域包括支援センター13、居宅介護支援センター30、在宅介護支援センター2（2019年3月1日時点）を併設し、「地域の住民・行政・関係機関と連携し、地域医療の改革を進め安心して暮らせる地域づくりに貢献する」を理念としています。医療は「病気を治す医療」から「暮らしを支える医療」に大きくシフトし始めており、これに伴い、地域医療の抱えている課題や地域のニーズも変化しています。JCHOは、地域医療の抱えている課題や地域のニーズをしっかりと受け止め、安心して暮らせる地域づくりに貢献することを目指し、4つミッションを掲げています（表1）。

看護に関しては、JCHO発足当初より、JCHO理念とミッションをもとに看護理念や看護教育理念が示されました。これらは、「グループ病院として目指す看護職の姿」を示しています（次ページ表2）。そして、JCHOの看護人材育成におけるキャリアデザインイメージ図とともに、JCHOクリニカルラダーが発出されました。

このJCHOクリニカルラダーが各病院に発出された1年半後の調査では、各病院における活用状況はさまざまでした。たとえば、その病院が地域から求められる役割・機能に応じたミッションに沿って、「その病院の看護職が獲得すべき能力や目標」をさらに追記して活用している病院や、人材育成のツールとして教育計画と連動させながら活用している病院もありました。一方、新たな機構となり、「地域の住民・行政・関係機関と連携し、地域医療の改革を進め安心して暮らせる地域づくりに貢献する」という理念のもと、地域における自施設の役割・機能と目指す看護職像・獲得すべき能力を検討し、教育計画を見直

表2 JCHOが目指す看護

看護理念 地域住民の幸福な生活を支える看護
教育理念 看護職として自律と成長を目指して学び続ける

【教育目的】
- 地域医療で重視される疾病や医療・介護・福祉をつなげる視点を育てる継続的な学習、病院内だけでなく地域においても活用できる看護実践方法の習得を支援することにより、地域住民の多様なニーズに応える安全・安心な看護を提供できる人材を育成する。
- 専門職・医療チームの一員としての責任・使命感を持ち、興味を持つ分野・領域において、主体的に学習や組織改革に参画できる人材を育成する。

【教育目標】
- 日常の看護（業務・実践）に役立つ学習活動に参加することができる。
- 問題解決能力・判断力を身につけ、個人や集団のニーズを理解して、患者とその家族・地域住民およびチームの問題解決のために具体的行動がとれる。
- チームの一員としての役割を認識して成果を出し、患者とその家族および組織から信頼・承認を得ることができる。

している段階の病院もありました。

　JCHO本部としても各病院におけるクリニカルラダーの作成・運用を支援するさまざまな取り組みを行っている中、2016年に日本看護協会よりJNAラダーが公表されました。このJNAラダー公表を受け、本部では、JCHOクリニカルラダーを見直してあらためて各病院に「目指すJCHO看護職像」とその人材育成の指標を示すことを決定しました。

JNAラダーを基盤として、JCHOクリニカルラダーを改訂するという方針を決定

　看護専門職の職能団体である日本看護協会のJNAラダーは、全国標準の指標で看護師の実践能力を客観的に評価できることで、あらゆる施設や場で看護実践能力を発揮できることを保証されるものとして公表されました。

　JCHOは全国に展開している病院グループであり、各病院の規模は100床未満から600床以上と幅広く、地域から求められる機能は超急性期から慢性期・回復期までさまざまです。健康管理センターや介護老人保健施設、訪問看護ステーションなどを併設している病院も多く、看護職の活躍の場は病院に限らず、さまざまな看護経験ができるフィールドがあります。そのような中、看護

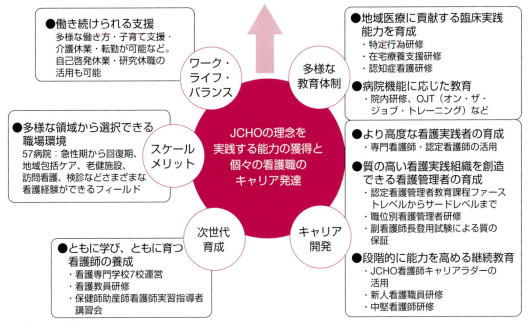

図1 看護職の人材育成について

職には患者あるいは利用者の生活により密着した看護実践能力が求められています。JCHOの看護職の人材育成について図1に示します。

　この多様な規模・機能で展開する全国ネットのグループ病院の強みを生かし、看護職のライフイベントに合わせた転勤希望や、個人のキャリア発達を実現するための転勤希望も年々増加してきました。キャリアを継続できる異動は、ステップアップのチャンスにもなっていますが、異動に伴う施設間の違いに戸惑ったり、多くの中途入職者を迎え、その経験と能力を最大限発揮できる人材育成・活用が課題となっている病院もあります。

　これらの点から、JCHOには、施設間の異動者や中途入職者のキャリア発達を継続的に支援できる全国標準的な指標が必要であり、このことは日本看護協会が示した「全国標準指標」の必要性と合致していました。そこで、JCHO内外の異動や入職者に対しても活用できる標準的な看護実践能力の指標として活用できるように、JCHOクリニカルラダーを改訂することとしました。

JCHO本部が、JNAラダーとの整合性を図りながらJCHOクリニカルラダーの改訂の方針を決定したところ、すでに自病院のクリニカルラダーにJNAラダーを取り入れて独自に作成し始めている施設もありました。本部のみならず、実際にクリニカルラダーを活用する各病院の看護管理者が、JNAラダーとの整合性を図る必要性と意義について共通の理解があることを確認し、JNAラダーの手引きに沿ってJCHOクリニカルラダーを改訂することを決定しました。

JCHOクリニカルラダー改訂の実際

　日本看護協会が公表した「『看護師のクリニカルラダー（日本看護協会版）』活用のための手引き（1. 開発の経緯　2. 導入・活用編　3. 学習内容編）」をもとに、JCHO本部および地区事務所の看護専門職による検討を重ね、案を作成し、JCHO57病院の看護管理者の意見を収集・反映しながら改訂を進めました（図2）。

☐ STEP 1　JCHO理念とミッションを実現する看護職像の共有

　JCHOの理念と4つのミッションを実現するためには、病気と生活の両方の視点で患者や家族の暮らしを支援できる看護職の役割が重要です。具体的にJCHOが目指す看護職像は、①地域住民の生活支援ができる知識・技能・態度を有し、地域のあらゆる現場において、診療・治療などに関連する業務から患者の療養生活の支援に至るまで、チーム医療・介護のキーパーソンとして幅広い役割を担える看護職　②健康状態や個人の背景を理解し支える、的確な保健指導による選択肢の提示および病院外の地域につなげるという、地域住民の看護職に対するニーズに応じて多様な生活背景と複数の合併症を抱える高齢者を中心とした人々の支援者となれる看護職です。そして、地域医療・地域包括ケアの視点をもって、病院、地域、グループ組織の一員として成果を出すことのできる看護職を育成することを目指すことが共有されました。

　また、クリニカルラダーは、看護師個人が自身のキャリア発達を考え自身の成長を目指すうえでの指標であり、組織においては看護師個々が望むキャリアを支援し、かつ組織の目標を達成できる人材育成のツールであることを確認しました。

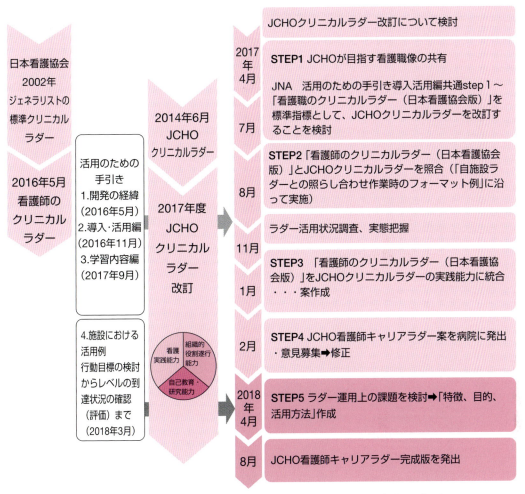

図2 JCHOクリニカルラダーからJCHO看護師キャリアラダーへの改訂のプロセス

❏ STEP 2　JNAラダーとJCHOクリニカルラダーの照合

レベル設定・習熟段階の設定や定義の照合

　JCHOクリニカルラダーは、縦軸に「JCHOの使命・看護の理念に基づく統合的な目標」「実践（看護師）（保健師）（助産師）」「組織役割」「自己研鑽の過程・統合化」と、重点を置く教育項目として「知識体系化」「人間関係の構築」「専門的スキルの習得」を柱とし、習熟段階をレベルⅠ～Ⅴの5段階にした構成としています。

まず、2つのラダーの各習熟段階（レベル）を比較すると、JCHOクリニカルラダーもJNAラダーも習熟段階は5段階です。JCHOクリニカルラダーのレベルⅠには看護師1年目、レベルⅡには2～3年目、レベルⅢには3～4年目、レベルⅣには4～10年目、レベルⅤには10年目以上という看護師の経験年数の目安が示されているという相違点はありましたが、レベルが示す定義について、本部において解釈を共有しながら照合した結果、レベルが求める能力の段階には相違がないと判断しました。

「『看護師のクリニカルラダー（日本看護協会版）』活用のための手引き—2．導入・活用編」の「自施設ラダーとの照らし合わせ作業時のフォーマット例」を活用
→看護実践能力にJNAラダーを標準指標として活用

次に、ラダーを構成する項目については、JNAラダーが示す看護実践能力、とくに「協働する力」に、JCHOクリニカルラダーの「JCHOのミッションに基づく統合的な目標」と「組織役割・チーム医療」「組織役割・組織人」の内容が類似していたため、「『JNAラダー』活用のための手引き—2．導入・活用編」に添付された「自施設ラダーとの照らし合わせ作業時のフォーマット例」を活用して、その整合性や重複を確認しました。その結果をもって、構造や項目について調整しながら再構成することとしました。

本部において、JCHOクリニカルラダーが示す1つひとつの能力の内容を確認しながらフォーマットへ入力し、その結果を統合しました。意見が異なる点を会議で検討し、さらにJNAラダーの「活用のための手引き」に記載されている学習目標・内容と、照合結果の1つひとつを確認し、あらためてレベル設定の差異の有無、項目（内容）の違いについて検証を重ねました。そのうえで、地区事務所の看護専門職を含めて最終的な妥当性を検証し、再度検討を重ねました（表3）。

半年以上の期間をかけて照合・検討した結果、JCHOクリニカルラダーが示す看護実践能力「実践・看護師」の項目（内容）すべてが、JNAラダーが示す4つの力に包含されているという結論に至りました。JNAラダーの4つの力の内容に包含されている能力のうち、JCHOとして強化すべき能力についてその具体的な内容を追記することも試行しましたが、内容が重複し、かえって目指す姿がわかりにくくなると判断したため、新たなJCHOクリニカルラダー改訂

表3 「看護師のクリニカルラダー（日本看護協会版）」自施設ラダーとの照らし合わせ作業時のフォーマット例

定義	レベル	Ⅰ		Ⅱ	
	レベル毎の定義	基本的な看護手順に従い必要に応じ助言を得て看護を実践する		標準的な看護計画に基づき自立して看護を実践する	
		JNA版ラダー	JCHOクリニカルラダーモデル	JNA版ラダー	JCHOクリニカルラダーモデル
看護の核となる実践能力	ケアする力 レベル毎の目標	助言を得ながら、安全な看護を実践する	・先輩の指導の下に、基本的なケアを安全かつ確実に行う。 ・医療安全・感染管理 ・指導の下で安全な看護ができる。 ・日常的に必要とされるケアを安全かつ確実に実施する。	ケアの受け手や状況（場）に応じた看護を実践する	・日常的に必要とされるケアを安全かつ確実に実施する。 ・フィジカルアセスメントに基づく実践を行う。 ・医療安全・感染管理
	行動目標	□指導を受けながら看護手順に沿ったケアが実施できる □指導を受けながら、ケアの受け手に基本的援助ができる □看護手順やガイドラインに沿って、基本的看護技術を用いて看護援助ができる		□ケアの受け手の個別性を考慮しつつ標準的な看護計画に基づきケアを実践できる □ケアの受け手に対してケアを実践する際に必要な情報を得ることができる □ケアの受け手の状況に応じた援助ができる	
	協働する力 レベル毎の目標	関係者と情報共有ができる	・地域医療、保健福祉システムを理解する。 ・組織の一員であることを自覚し、施設を利用する全ての人、協働する全ての仲間に、丁寧な対応ができる。 ・組織の理念、ミッションを理解し、組織の一員としての自覚を持つ。 ・挨拶、報告、相談、自己の業務管理等、社会人・組織人としてのルールを身につける。 ・社会人としての基礎（挨拶・報告・相談） ・他職種との連携の実情を理解する。 ・医療チームにおけるメンバーシップを理解し、他職種の機能と役割を考え、必要な情報を共有する。 ・地域における自施設の機能を理解できる（削除）。 ・チームで仕事をする上で、相手を気遣い、良好な人間関係を保つ。（削除）	看護の展開に必要な関係者を特定し、情報交換ができる	・他職種における役割や考え方の相違を知り、お互いの立場を理解する。 ・日々の業務において他職種と協働する。 ・多職種連携・チーム医療の視点・他職種と協働する。 ・地域医療及び地域包括ケアのチームの一員として看護職に求められる役割を考え行動につなげる。 ・地域医療および地域包括ケアのチームの一員として看護職に求められる役割を考え行動につなげることができる。（削除） ・組織の一員としての役割を理解し、目標達成に向け主体的に取り組む。
	行動目標	□助言を受けながらケアの受け手を看護していくために必要な情報が何かを考え、その情報を関係者と共有することができる □助言を受けながらチームの一員としての役割を理解できる □助言を受けながらケアに必要と判断した情報を関係者から収集することができる □ケアの受け手を取り巻く関係者の多様な価値観を理解できる □連絡・報告・相談ができる		□ケアの受け手を取り巻く関係者の立場や役割の違いを理解したうえで、それぞれと積極的に情報交換ができる □関係者と密にコミュニケーションを取ることができる □看護の展開に必要な関係者を特定できる □看護の方向性や関係者の状況を把握し、情報交換できる	

版における「看護実践能力」については、JNAラダーをそのまま指標とすることに決定しました。

看護実践以外の能力の構成の決定

また、この照合の中で、JCHOクリニカルラダーの「JCHOのミッションに基づく統合的な目標」と「組織役割・チーム医療」「組織役割・組織人」の項目（内容）の一部が、JNAラダーの「協働する力」に包含されている内容であっても、JCHOの理念の実現、JCHOの目指す看護職像を明確に示すため、必要な内容は「看護実践能力以外の項目」としてJCHOクリニカルラダー改訂版に示すことになりました。

❏ STEP 3　新JCHOクリニカルラダー（案）完成

　JNAラダーを看護実践能力の標準的な指標として取り入れることが決定し、看護実践能力以外の縦軸の項目について再検討しました。

　「JCHOのミッションに基づく統合的な目標」と「組織役割・チーム医療」「組織役割・組織人」には、JNAラダーの看護実践能力と重複する内容が多かったことから、2016年に日本看護協会が公表した「『病院で働く看護職の賃金のあり方』看護師キャリア開発ラダーのレベル例」などを参照して、「組織的役割遂行能力」「自己教育・研究能力」の二項目を縦軸に置きました。組織的役割遂行能力については、JCHOのミッションから「地域を見る視点」「経営参画の視点」を取り入れた力を明記しました。

　「自己教育・研究能力」は「看護実践能力」を向上させていく基盤となるものとして縦軸のいちばん下に置き、「自己教育・研究能力」と「看護実践能力」をもってJCHOのミッションを実現する組織的役割を遂行するという考えから、「組織的役割遂行能力」を縦軸のいちばん上に示す構成としました。

　JNAラダーの「協働する力」に包含されていることを確認しつつも、JCHOクリニカルラダー改訂版に示すという方針が決定した「JCHOのミッションに基づく統合的な目標」「組織役割・チーム医療」「組織役割・組織人」の一部の項目（内容）と、JNAラダーに包含されていなかった項目（内容）については、表記すべき内容か否か、どのように示すかを検討しました。結果、その多くを「組織的役割遂行能力」に位置づけて、文章を統廃合しながら各レベル内に整理することにしました。

　この段階の話し合いでも、JCHO看護職として強化したい能力、JCHOの理念やミッションの共通理解などについて議論し、繰り返し認識を共有しました。すべての作業段階において、開発に関わる看護専門職が「JCHOが組織として目指す看護職像」の共通理解とそれを実現する教育ツールを作成しているという意識を持つことが重要であると再確認しました。

❏ STEP 4　JCHOの看護職を育成する各病院の看護管理者の意見の反映と説明の追加

　JCHO本部・地区事務所の看護専門職を中心に作成した、改訂版のJCHOク

リニカルラダーとその改訂の経緯を説明した文章を、全病院の看護部長に送付し、加筆や修正を含めた意見と疑問点を募集し確認しました。結果、19病院から疑問や修正の意見が寄せられ、1つひとつについて本部で再検討しました。検討・修正した内容について、改訂版の修正に反映するほか、意見を採択しない理由についても丁寧に説明を加えました。そして、改訂版が完成しました（次ページ表4）。

以下に、各病院から寄せられた意見と検討結果についての説明の一例を示します。

名称は「JCHO看護師キャリアラダー」に決定

看護実践能力に加え、組織的役割遂行と自己教育・研究能力という組織における成長の段階を示しており、継続したキャリア支援を可能としたラダーとして位置づけられるため、「キャリアラダー」と表記しました。また、今後、他職種がラダーを作成する可能性を視野に「看護師」を追加しました。

保健師・助産師の本ラダーの活用については、保健師・助産師も、JCHO看護師キャリアラダーで示される能力の獲得を目指し、かつ各教育課程で学習した分野の能力開発を目指します。さらに各施設で、職種役割上求められる能力は、必要に応じて施設で追加して活用することとしました。また、助産師はJNA認証制度があるため併用可能という考えを示しました。

「組織的役割遂行能力」「自己教育・研究能力」の各レベルに定義を追加

「組織的役割遂行能力」「自己教育・研究能力」の各レベルに定義を追加しました。レベルⅢまでは所属部署で求められる役割や能力、レベルⅣからは所属部署を越えた範囲で求められる役割や能力という整理を示しました。ただし、「看護チームや委員会等のリーダーとしてリーダーシップを発揮する」など役割が付随した内容について、必ずしもリーダーの役割を担わなければならないということではなく、リーダーとしてのリーダーシップを発揮できることが求められることを説明しました。

なお、「組織的役割遂行能力」「自己教育・研究能力」のレベルごとの行動目標は、各施設の規模や機能、地域からのニーズが異なるため、各施設で必要に応じて、具体的かつ優先的な目標として設定するとし、各病院での活用のしやすさを考えて柔軟性を持たせました。

表4 JCHO看護師キャリアラダー

	レベル	I	II
組織的役割遂行能力	レベルごとの定義	JCHOおよび自施設の理念と使命を理解し、組織の一員としての自覚を持って行動する	組織の一員としての役割を理解し、所属部署の目標を意識して行動する
	【レベルごとの目標】	□地域社会における自施設の役割・機能を理解する □自己の業務管理等、社会人・組織人としてのルールを身につける □組織が示す収益向上と費用削減のための具体的な取組みへ協力をする	□地域包括ケアシステムの概要を理解する □地域医療および地域包括ケアのチームの一員として看護職に求められる役割を考え行動につなげる □看護チーム内での役割を遂行する □業務管理を自立して行い、組織が示す収益向上と費用削減のための具体策に取り組む
看護の核となる実践能力 ニーズをとらえる力	レベルごとの定義	基本的な看護手順に従い必要に応じ助言を得て看護を実践する	標準的な看護計画に基づき自立して看護を実践する
	【レベルごとの目標】	助言を得てケアの受け手や状況（場）のニーズをとらえる	ケアの受け手や状況（場）のニーズを自らとらえる
	【行動目標】	□助言を受けながらケアの受け手に必要な身体的、精神的、社会的、スピリチュアルな側面から必要な情報収集ができる □ケアの受け手の状況から緊急度をとらえることができる	□自立してケアの受け手に必要な身体的、精神的、社会的、スピリチュアルな側面から必要な情報収集ができる □得られた情報をもとに、ケアの受け手の全体像としての課題をとらえることができる
ケアする力	【レベルごとの目標】	助言を得ながら、安全な看護を実践する	ケアの受け手や状況（場）に応じた看護を実践する
	【行動目標】	□指導を受けながら看護手順に沿ったケアが実施できる □指導を受けながら、ケアの受け手に基本的援助ができる □看護手順やガイドラインに沿って、基本的看護技術を用いて看護援助ができる	□ケアの受け手の個別性を考慮しつつ標準的な看護計画に基づきケアを実践できる □ケアの受け手に対してケアを実践する際に必要な情報を得ることができる □ケアの受け手の状況に応じた援助ができる

Ⅲ	Ⅳ	Ⅴ
属部署の目標達成に向けて主的に実践する	自施設の目標達成に向けて主体的に実践する	自施設の目標達成に向けて組織改革に必要な建設的意見を提案でき、具体策を主体的に実践する
□地域医療および地域包括ケアのチームの一員として、地域の人々の生活上のニーズを把握し、積極的に問題解決に参画する □日々の看護業務におけるリーダーとしての役割を遂行する □自部署に関連する診療報酬制度等を理解し、組織が示す収益向上と費用削減のための具体策に取り組む	□地域住民の多様なニーズを把握し多職種間と統合したケアを主体的に提供する □看護チームや委員会等のリーダーとしてリーダーシップを発揮する □保健医療福祉の動向を踏まえ、組織が示す収益向上と費用削減のための取り組みの必要性を理解し、主体的に実践する	□地域住民の多様なニーズを把握し、地域住民の療養生活を支えるため、関連する施設や多職種間と統合したケアを提供できるようリーダーシップを発揮する □専門性を発揮し、看護チームの管理・教育的役割モデルとして行動する □保健医療福祉の動向を踏まえ、組織の収益向上と費用削減のための建設的意見を提案でき、具体策を主体的に実践する
アの受け手に合う個別的な看護を実践する	幅広い視野で予測的判断をもち看護を実践する	より複雑な状況において、ケアの受け手にとっての最適な手段を選択しQOLを高めるための看護を実践する
アの受け手や状況（場）の特性踏まえたニーズをとらえる	ケアの受け手や状況（場）を統合しニーズをとらえる	ケアの受け手や状況（場）の関連や意味を踏まえニーズをとらえる
□ケアの受け手に必要な身体的、精神的、社会的、スピリチュアルな側面から個別性を踏まえ必要な情報収集ができる □得られた情報から優先度の高いニーズをとらえることができる	□予測的な状況判断のもと身体的、精神的、社会的、スピリチュアルな側面から必要な情報収集ができる □意図的に収集した情報を統合し、ニーズをとらえることができる	□複雑な状況を把握し、ケアの受け手を取り巻く多様な状況やニーズの情報収集ができる □ケアの受け手や周囲の人々の価値観に応じた判断ができる
アの受け手や状況（場）の特性踏まえた看護を実践する	さまざまな技術を選択・応用し看護を実践する	最新の知見を取り入れた創造的な看護を実践する
□ケアの受け手の個別性に合わせて、適切なケアを実践できる □ケアの受け手の顕在的・潜在的ニーズを察知しケアの方法に工夫ができる □ケアの受け手の個別性をとらえ、看護実践に反映ができる	□ケアの受け手の顕在的・潜在的なニーズに応えるため、幅広い選択肢の中から適切なケアを実践できる □幅広い視野でケアの受け手をとらえ、起こりうる課題や問題に対して予測的および予防的に看護実践ができる	□ケアの受け手の複雑なニーズに対応するためあらゆる知見（看護および看護以外の分野）を動員し、ケアを実践・評価・追求できる □複雑な問題をアセスメントし、最適な看護を選択できる

第2章　クリニカルラダーの作成・運用・評価

表4 つづき

	レベル		I	II
看護の核となる実践能力	協働する力	【レベルごとの目標】	関係者と情報共有ができる	看護の展開に必要な関係者を特定し、情報交換ができる
		【行動目標】	□助言を受けながらケアの受け手を看護していくために必要な情報が何かを考え、その情報を関係者と共有することができる □助言を受けながらチームの一員としての役割を理解できる □助言を受けながらケアに必要と判断した情報を関係者から収集することができる □ケアの受け手を取り巻く関係者の多様な価値観を理解できる □連絡・報告・相談ができる	□ケアの受け手を取り巻く関係者の立場や役割の違いを理解したうえで、それぞれと積極的に情報交換ができる □関係者と密にコミュニケーションを取ることができる □看護の展開に必要な関係者を特定できる □看護の方向性や関係者の状況を把握し、情報交換できる
	意思決定を支える力	【レベルごとの目標】	ケアの受け手や周囲の人々の意向を知る	ケアの受け手や周囲の人々の意向を看護に生かすことができる
		【行動目標】	□助言を受けながらケアの受け手や周囲の人々の思いや考え、希望を知ることができる	□ケアの受け手や周囲の人々の思いや考え、希望を意図的に確認することができる □確認した思いや考え、希望をケアに関連づけることができる
自己教育・研究能力		レベルごとの定義	自己の課題を指導によって発見し、自主的な学習に取り組むことができる	自己の課題を明確化し、達成に向けた学習活動を展開することができる
		【レベルごとの目標】	□必要な知識・技術を主体的に学習し、自己の学習課題を指導によって発見する □看護実践に必要な文献検索ができる	□日々の実践から生じる疑問点など、自己の学習ニーズを明確にし、知識・技術の習得に向けた学習活動を展開する □後輩とともに学習する □研究的視点をもって、根拠に基づく看護実践に向けて取り組む

Ⅲ	Ⅳ	Ⅴ
ケアの受け手やその関係者、多職種と連携ができる	ケアの受け手を取り巻く多職種の力を調整し連携できる	ケアの受け手の複雑なニーズに対応できるように、多職種の力を引き出し連携に生かす
□ケアの受け手の個別的なニーズに対応するために、その関係者と協力し合いながら多職種連携を進めていくことができる □ケアの受け手とケアについて意見交換できる □積極的に多職種に働きかけ、協力を求めることができる	□ケアの受け手が置かれている状況（場）を広くとらえ、結果を予測しながら多職種連携の必要性を見極め、主体的に多職種と協力し合うことができる □多職種間の連携が機能するように調整できる □多職種の活力を維持・向上させる関わりができる	□複雑な状況（場）の中で見えにくくなっているケアの受け手のニーズに適切に対応するために、自律的な判断のもと関係者に積極的に働きかけることができる □多職種連携が十分に機能するよう、その調整的役割を担うことができる □関係者、多職種間の中心的役割を担うことができる □目標に向かって多職種の活力を引き出すことができる
ケアの受け手や周囲の人々に意思決定に必要な情報提供や場の設定ができる	ケアの受け手や周囲の人々の意思決定に伴うゆらぎを共有でき、選択を尊重できる	複雑な意思決定プロセスにおいて、多職種も含めた調整的役割を担うことができる
□ケアの受け手や周囲の人々の意思決定に必要な情報を提供できる □ケアの受け手や周囲の人々の意向の違いが理解できる □ケアの受け手や周囲の人々の意向の違いを多職種に代弁できる	□ケアの受け手や周囲の人々の意思決定プロセスに看護職の立場で参加し、適切な看護ケアを実践できる	□適切な資源を積極的に活用し、ケアの受け手や周囲の人々の意思決定プロセスを支援できる □法的および文化的配慮など多方面からケアの受け手や周囲の人々を擁護した意思決定プロセスを支援できる
自己の学習活動に積極的に取り組むとともに、新人や看護学生に対する指導的な役割を実践することができる	自己のキャリア開発に関して目指す方向に主体的に研究的に取り組み、後輩のロールモデルとなることができる	単独で専門領域や高度な看護技術等についての自己教育活動を展開することができる。主となり研究活動を実践できる。看護単位における教育的役割がとれる
□実践の多面的な分析・評価（研究的な視点）を行い、自己の実践の振り返りをする □組織の中での自己の立ち位置を確認し、中長期的な自己のキャリアを描き始める □看護実践者として後輩に支援的役割を果たせる □看護の質を向上するために研究結果を活用する	□組織ニーズを意識しながら、自己のキャリア形成像が描ける □専門領域や高度な看護技術等の習得に主体的に取り組む □後輩のロールモデルとなり学習を支援する □課題解決や看護の質を向上するために研究的に取り組む	□地域社会の課題等を踏まえて自己のキャリア形成を思考する □専門領域や高度な看護技術等について自己の学習活動を推進し、他者を育成する中で成長する □看護単位における教育的役割がとれる □研究活動を実践する □他者の研究活動を支援する

第2章 クリニカルラダーの作成・運用・評価

「組織的役割遂行能力」の内容について

　経営関連の項目についての内容と必要性については、本部でも同様の議論を重ねたうえで「健全経営への協力の範囲と内容」を示したことを説明しました。JCHO は独立行政法人として財政的に自立した運営が求められていることからも、経営参画の視点は必要であるという考えを示しました。

❏ STEP 5 「JCHO 看護師キャリアラダーの特徴、活用の目的、方法」についての基本的考え方を作成

　JCHO 看護師キャリアラダーが各病院における人材育成のツールとして活用されるよう、ラダー表とともに、活用の目的や運用についての考え方を作成しました。その一部を紹介します。

JCHO 看護師キャリアラダーの基本的考え方

　JCHO 看護師キャリアラダーは、多様な機能をもつ公的病院グループである JCHO で勤務する看護職の能力開発および個人の目指すキャリア発達を支援するツールです。

　しかし、各施設に勤務する看護職に求められる能力は、各施設の規模や機能、地域から求められる役割に応じて異なるため、さらに具体的な行動目標の検討やラダーと連動した教育計画の作成が必要であると考えます。そのため、この JCHO 看護師キャリアラダーをもとに、各施設の状況に合わせた具体的な活用方法を検討していただき、看護職の能力開発および個人のキャリア発達支援の基盤として活用されることを期待します。

JCHO 看護師キャリアラダーの活用目的

　JCHO 看護師キャリアラダーの活用目的を、以下にように示しました。

（1）看護職自身の成長のステップの目標
（2）成長をサポートする組織の責任の明確化および教育の検討材料
（3）組織が個々の看護職の成長を承認するツール
（4）JCHO 内外の施設および部署間を異動する際の看護職の能力に合わせた目標設定と教育計画立案

JCHO 看護師キャリアラダーの特徴

　JCHO が習得を目指す看護実践能力は、JNA ラダーで示された看護の核となる実践能力を標準指標として活用することとしました。また、看護実践能力以

外にJCHOの看護職に求める能力を組織的役割遂行能力、自己教育・研究能力で構成し、キャリアラダーとして示しています。

また、活用のルールや行動目標の示し方、ラダーと連動した教育計画の実施についての考え方についてまとめた「活用方法」を作成しました（次ページ**表5**）。

そして、願いを込めて「看護職が自己成長のために目標とするステップの目安を明確にし、組織がそれを共有して個々の成長を支援しながら、また組織の目指す人材を育成するツールとしてご活用いただきますようお願いいたします」とメッセージを添えて発出しました。

JCHOクリニカルラダーからJCHO看護師キャリアラダーへの改訂を通して

❑ クリニカルラダーの作成や見直しのポイント

クリニカルラダーは、個人の目指すキャリア発達の段階的指標として活用できるものであると同時に、組織に必要とする人材を明確に示すものです。組織が求める看護師像や看護提供の理念などを土台にして、作成や見直しに関わる人々がチームを組み、丁寧に考えることが必要です。

今回、JCHO本部において既存のラダーを見直し、改訂するにあたっては、社会環境・医療環境の変化を鑑みながら、あらためてJCHOの理念・使命・看護の理念・教育理念をもとに「目指すJCHO看護職像」を共有すること、それを可視化することに最も時間と労力を必要としました。このプロセスにおいては、組織における人材育成の方針と目標、看護師がどのように育つことが重要で、専門職としてのキャリアを発達させていくことをどう支援するのかなど、理解を共有することが重要だと考えます。ラダーの作成・改訂の核となるのは、各組織の理念やビジョンをもとに、提供したい医療・提供したい看護を共有し、目指す姿をイメージできることです。

また、忘れてはならないことは、自組織の看護職に分かりやすく活用できる指標とすることです。ラダーは活用する人、それを活用して成長しようとする看護職がいて、活用できるものであることが必須です。用語や文章が表す内容が明確で、ラダーを活用する看護職が理解できる単語・文章で表記されているかを確認することが必要だと考えます。

表5 JCHO看護師キャリアラダーの活用方法

1. 活用のルール
1) JCHO看護師キャリアラダーの看護実践能力は、JNAラダーを標準指標として作成しているため、『JNAラダー活用のための手引き』（以下、『手引き』）を参照しながら活用してください。
2) 自施設の特性や機能に応じて、ラダーのレベル毎の行動目標を追加する際には、<u>言葉の削除・修正は行わない</u>ようにしてください。ただし、追加する際は、追加部分が分かるようにしてください。（例：文字色の変更や下線、★などのマークをつけるなど）

2. 行動目標の示し方
『手引き』の「4. 施設における活用例編」において3つのパターンを提示しています。（P11～13）
1) JNAラダーの行動目標をそのまま活用する（基本パターン）
2) 実践例やこれまでの施設内での行動目標を参考に、より具体的に行動目標を示す
3) チェックリスト形式で行動目標を示す

P14～17で実際の活用事例が提示されていますので、自施設の状況に合わせて、どのように行動目標を示すかについて検討して下さい。

3. ラダーと連動した教育の実施
『手引き』の「4. 施設における活用例編」P19～23で、以下1）2）のプロセスと、その際に生じる課題と解決例およびOJTを実施していく教育体制が4例紹介されています。
P24～27では、3）について、日々の業務におけるOJT場面と「3. 学習内容編」の「実践（OJT）」の項目の活用方法が紹介されています。
1) 自施設の教育の現状を把握する
2) 教育計画を立案する
3) 教育計画に基づき実施する

ラダーと自施設の教育が連動するように、『手引き』の「3. 学習内容編」と「4. 施設における活用例編」を活用し、教育の現状把握と課題の抽出、計画立案、計画に基づく実施を行って下さい。
※ JNAが配信する、JNAラダーと連動したレベルⅠ～Ⅲに向けたインターネット配信研修（オンデマンド）も活用可能です

4. レベルの到達状況の確認（評価）
1) 評価の体制・時期・方法（『手引き』の「4. 施設における活用例編」 P29～35）
    例：「小規模組織の場合」「他職種の協力も得る場合」「レベル認定を行う場合」
2) レベル到達状況を確認（評価）する方法（『手引き』の「4. 施設における活用例編」 P36～51）
    例：「日々の看護実践の共有場面」「面接場面」「事例検討会場面」における準備と実践

これらを活用し、自施設の状況に応じたレベル到達状況の確認（評価）方法を決定し、実施して下さい。

運用・評価のために整えること（起こりがちなつまずきへの対応も含めて）

　JCHOは、規模も機能もさまざまな病院グループです。働く看護職の構成やレディネスや教育を担う看護職の状況も違います。教育担当師長や副看護部長が専任者として、新人から中堅看護師までの教育に従事しているところもあれば、病棟の看護師長が教育担当師長を併任しながら、各部署の教育委員などと協力して院内の教育計画を立案・実施している病院もあります。前者のような病院は、ラダーと連動した教育計画や運用の基準・手順なども作成して組織的に運用しているところも多い状況でした。また、JCHO発足以前からクリニカルラダーを取り入れていた病院などは、すでに認証の仕組に沿った運用がされていました。

　その一方で、後者のような病院は、ラダーの運用基準・手順の準備、連動した教育計画の準備、必要な評価ツールの作成に苦慮している状況がありました。さらに、これまでラダーを導入していなかった病院は、ラダーを運用する側の管理者自身に知識が不足していて運用が進まないという状況もありました。ラダーを活用して組織における人材育成・キャリア開発を目指すには、看護管理者がその方法や意義を理解して、その上で円滑な活用を促すことが必要です。「活用の意義がわからない」「活用の方法がわからないため、スタッフのキャリア発達に活用できるものとして説明できない」「評価にとても労力がかかって負担が大きく推奨できない」という意見もあります。確かに、ラダーの運用には時間的負担があります。しかし、看護管理者、とくに副看護師長や看護師長が、自身もラダーを自己の能力向上のツールとして活用してみることで、どのように能力向上につながるのかがわかり、取り組むうえでのポイントや意義・価値を言語化できるようになるのではないかと考えます。また、取り組んでよかったと感じられる指標・運用になっているのか、自身の活用の経験から見えた問題に対して、改善に取り組むことも必要です。

　評価については、ラダーの示す能力・目標を組織で共通理解し、目標が示す行動を現場の実践と結びつけて語れる評価者の存在が必要であると考えます。評価の方法は、ラダーに示されている指標をそのままチェックリストとして活用する方法、指標からさらに詳細なチェックリストを作成する方法、看護実践

や役割に応じたレポートで評価する方法などが主流ではないかと推測します。確かに知識や技能を客観的に確認するツールは必要だと思いますが、「時間がかかる」「負担感が大きい」評価方法だけでは、看護師が自律的に自己の成長のツールとしてラダーを活用することは難しいと考えます。

　いちばん重要な評価は、看護実践の中での評価であると考えます。看護職が日々、患者や家族へのケアを提供する中で、またはより良い看護・医療を提供するための多職種との連携の中で、その行動やアセスメントがどのような能力の表れであるのか、ラダーの指標と照らし合わせて評価できることがいちばんの評価であると考えます。OJTの中で、看護実践の意義や価値が「看護」として語られ、さらにラダーで示されている能力指標と紐づけてフィードバックできれば、その他者評価は「承認」の機会にもなるのではないでしょうか。

　ただし、このような看護実践の中での評価をラダーの指標と連動させながら行うためには、評価する側の先輩看護師や看護管理者が十分に理解していることが不可欠です。指標を覚えているだけではなく、その指標が示す看護実践のイメージがあることが重要です。看護師のラダー活用を支援する側、評価する側の人々の教育がまずは必要となります。まずは看護師長が、看護師一人ひとりの実践をよく見て、ラダーの指標などを用いてその実践を意味づけてフィードバックし、部署の評価者モデルとなることが効果的ではないかと考えます。

　組織の状況に応じて、できることには差がありますが、自組織においてどのようにラダーを活用したいかを考え、その組織の状況において、少し頑張ったらできる運用の仕組みづくりから着手していくことを期待したいと思います。誰のための、何のためのラダーであるのか、その目的を見失わずに、看護管理者が仕組みや運用に関するPDCAを回し続けることが重要であると考えます。

今後の課題とJCHO看護師キャリアラダーの活用に向けて

　JCHO看護師キャリアラダーにおいては、評価の体制や時期、方法については詳細には設定していません。その理由は、病床数100床未満から600床以上と施設の規模に差があり、看護職員数にも大きな差があるため、同じ評価体制にするのは困難だったためです。しかし、評価は「できる」「できない」を確認するためではなく、個々の看護師が、自己研鑽を積んだり教育的支援を受けたりした結果として「実践できていることは何か」を確認したり、「現時点では実

践できていない今後の課題は何か」を見出すために行うものです。そのため、レベルの到達状況の確認（評価）については、自施設の状況に応じた評価方法を決定し、実施することとしています。

　現在、JCHO看護師キャリアラダーを運用しはじめて一年が経過したところであり、今後の課題は、現場において実際にどのように運用し、評価しているかを確認することだと考えています。運用しやすく、かつ人材育成に効果的な評価方法でなければ絵に描いた餅になってしまうため、各施設における看護実践と照らし合わせ、最適な運用方法を検討していきたいと思います。

　また、JCHOで働く看護職には、看護管理者や専門看護師・認定看護師、特定行為研修修了者もおり、看護専門学校を有していることから教育職に就く者もおり、キャリアはさまざまです。JCHOで働く看護職のキャリア開発の仕組みはまだイメージ段階であり、JCHO看護師キャリアラダーやJCHOマネジメントラダーの構築と並行してキャリアパスを策定していく必要があると感じています。看護師個々人がそれぞれのキャリアデザインを描き、キャリア発達していけるよう、引き続き検討していきたいと思います。

●引用参考文献

1) 公益社団法人日本看護協会．「看護師のクリニカルラダー（日本看護協会版）」活用のための手引き．（1. 開発の経緯 2. 導入・活用編）．
https://www.nurse.or.jp/nursing/education/jissen/ladder/pdf/guidance_int.pdf
（2019年8月28日閲覧）
2) 公益社団法人日本看護協会．「看護師のクリニカルラダー（日本看護協会版）」活用のための手引き．（3. 学習内容編）．
https://www.nurse.or.jp/home/publication/pdf/fukyukeihatsu/guidance03_0109.pdf
（2019年8月28日閲覧）
3) 公益社団法人日本看護協会．「看護師のクリニカルラダー（日本看護協会版）」活用のための手引き．（4. 施設における活用事例編〜行動目標の検討からレベルの到達状況の確認（評価）まで〜）
https://www.nurse.or.jp/home/publication/pdf/fukyukeihatsu/guidance04.pdf
（2019年8月28日閲覧）

3 クリニカルラダーの"お引越し"
旧ラダーからJAラダーへ、17カ月間の歩み

JA愛知厚生連　医療事業部　看護課　考査役　**山本美奈子**

　JA愛知厚生連看護部では、日本看護協会の「看護師のクリニカルラダー（日本看護協会版）」の公表を受けて従来のクリニカルラダーを改訂し、2019年4月に新ラダーを導入しました。本稿では、新ラダーの検討開始から導入までの17カ月間の取り組みについて説明します。

はじめに

　JA愛知厚生連看護部（以下、本会看護部）は、2007年からキャリア開発システムとしてクリニカルラダー（以下、旧ラダー）を活用し、人材育成・教育支援を行ってきました。旧ラダー導入後から約10年が経過し、日本看護協会の「看護師のクリニカルラダー（日本看護協会版）」（以下、JNAラダー）の公表を受け、2017年から旧ラダーの改訂作業を開始し、2019年4月に新ラダー（以下、JAラダー）を導入しました。

　2018年度の旧ラダー受審者数は約1,100名であり、その研修を稼動させながらJAラダーの作成および約2,700名の移行評価を行いました。その結果、2019年4月には約2,200名がJAラダーの受審申請をすることができました。

　JAラダーは、①個人が学び続けられるように学習支援すること　②研修や課題に縛られず、各レベルに応じたOJTによる臨床能力の向上を目指すこと　③ラダー受審期間は設定せず、個人のペースで受審できるように配慮することなどを意識しながら作成しました。今回は、その作成・運用・移行の取り組みについて説明します。

JA愛知厚生連および看護部の概要

　JA愛知厚生連（以下、本会）は、愛知県下8病院、本部、付帯施設として3看護学校および介護老人保健施設を有し、地域住民の地域医療を守ることを理念に掲げ医療・保健・福祉を展開しています。それを受けて、本会看護部も地域住民の健康な生活支援のために質の高い看護の提供を目指しており、その人材を育成するための教育理念を掲げています（**表1**）。

　本会看護部の継続教育の経緯としては、1984年「看護部の卒後教育要綱手引

表1 JA愛知厚生連理念、看護部理念、教育理念

○JA愛知厚生連　理念
私たちは、受ける側の立場に立ち、医療を中心とした活動を通して地域住民の安心感の確保を図るとともに、医療・保健・福祉のあるべき姿を追い求めます。

○JA愛知厚生連　看護部理念
私たちは、地域住民の健康な生活を支援するために、専門職業人としての誇りと自覚を持って、質の高い看護を提供します。

○JA愛知厚生連　看護部　教育理念
・豊かな感性や倫理観、科学的根拠に基づいた看護実践ができる看護職を育成します。
・社会のニーズをとらえ、地域のニーズに対応できる看護職を育成します。
・看護職が相互に研鑽する組織文化を育み、一人ひとりのキャリアを支援します。

書および基礎看護技術チェックリスト」を作成し、これを基本指針として各病院にて継続教育を行ってきました。その後、個人のキャリア開発という視点による看護職の能力開発・評価システムとして、2007年に「愛知県厚生連看護部キャリア開発システム」を導入しました。その後定期的な見直しを進める中、2016年のJNAラダーの公表を受け、2019年に「JA愛知厚生連看護部クリニカルラダー」へ改訂し、導入しました。

実際の取り組み

2016年5月に「JNAラダー」および「活用のための手引き（1. 開発の経緯編）」が公表され、同年11月に「活用のための手引き（2. 導入・活用編）」が発表されました。本会看護部としては、独自の旧ラダーがあり、いずれ研修内容や評価についての手引書も発表されるだろうと考え、日本看護協会の動向を注視していました。その一方で、病院からは早々に旧ラダーからJNAラダーに則ったクリニカルラダーを検討すべきとの意見もありました。それを踏まえ2017年11月より、本会看護部の教育を検討する人的資源マネジメントチーム打合せ会（以下、打合せ会）で2019年4月の導入を目標に検討を開始しました。

ここからは、検討開始から導入までの17カ月間を3期に分け、主な取り組み内容について説明します（次ページ**表2**）。

第1フェーズ

第1フェーズでは、「『JNAラダー』活用のための手引き（2. 導入・活用編）」に従い、導入方法のフローチャートに沿って整理しました。

表2 JAラダー検討開始から完成まで（①〜③は、本稿で取り上げた内容）

	時期	主な取り組み内容
第1フェーズ	2017年 11月 〜 2018年 2月	・導入までのタイムスケジュールの作成 　①教育理念、発達モデル図 　②JNAラダーと旧ラダーのレベルの整理、JAラダーの対象者 　③旧ラダーからの移行方法 ・看護部長会議へ今後の方向性を報告
第2フェーズ	3月 〜 7月	・JAラダーの作成開始（各4つの力チームと運用検討チームの5つのチームにて検討） 　①看護実践能力のオリジナルキーワードと段階の設定 　②学習内容の整理および研修の設定 　③オリジナル評価の手引き、Q＆A集、認定証など、必要な書類の作成 ・医療安全関連は、リスクマネジメント担当者打合せ会との協働作業 ・JAラダー冊子完成、看護部長会議へ報告・承認
第3フェーズ	8月 〜 11月 12月	・運用の整理、微調整 　①8病院（看護学校含）の役職付き者へ本部看護課より説明会開催
	2019年 1月 2月 3月	・運用の整理、微調整 **第1版　JAラダーの完成** 　②2,684名が、旧ラダーからJAラダーへ保有レベルを移行 ・各病院の研修計画一覧表、教育ロードマップ完成
2019年	4月	JAラダー導入開始（レベルⅠ〜Ⅲ開講）、受審申請者2,136名

　本会看護部は、旧ラダーが存在していたこと、またこの旧ラダーは、日本看護協会の標準クリニカルラダー（臨床看護実践能力習熟度段階）を基本にしていたことから、「自施設ラダーあり」のステップで進めていきました。ところが、旧ラダーの到達目標をみると、ビギナーからレベルⅡまでは看護実践能力中心であり、一方、レベルⅢ以上は役割モデル中心であったため、JNAラダーとのレベル調整が進みませんでした。

　本会は先に示した通り、急性期から回復期・慢性期、訪問看護（へき地、離島含む）、介護医療院、老人保健施設などを持ち合わせており、あらゆる場での医療・看護提供が必要です。このため、本会看護部が目指す看護職の育成像は日本看護協会が目指すものと同等と考え、「看護実践能力」はJNAラダーを標準的指標とし、「自己教育・研究能力および組織的役割遂行能力」は旧ラダーに鑑み作成することとしました。

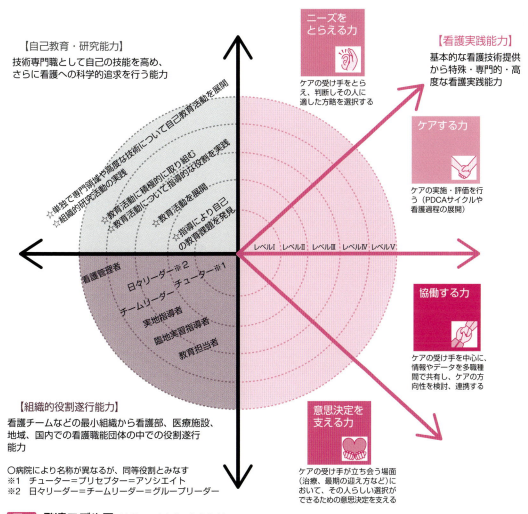

図1 発達モデル図（文献1,2を参考に筆者作成）

看護部教育理念、発達モデル図の検討

　　従来から示されていた看護部教育理念および発達モデル図を確認しました。看護部教育理念は、本会看護部が求める看護師像からキーワードを抽出し、文言を決定しました。あわせて発達モデル図は、旧ラダーの役割重視を表現したものから変更し、あらゆる能力は無限大に拡大し続けることや人によって能力の伸び幅が違うことを意識した図としました（図1）。

JNAラダー レベル	レベルⅠ	レベルⅡ	レベルⅢ	レベルⅣ	レベルⅤ
レベルの定義	基本的な看護手順に従い必要に応じ助言を得て看護を実践する	標準的な看護計画に基づき自立して看護を実践する	ケアの受け手に合う個別的な看護を実践する	幅広い視野で予測的判断をもち看護を実践する	より複雑な状況において、ケアの受け手にとっての最適な手段を選択しQOLを高めるための看護を実践する
旧ラダーレベル	← ビギナー →	← レベルⅠ →	← レベルⅡ →	← レベルⅢ →	← レベルⅣ →	該当レベルなし
レベルの定義	指導を受けながら看護過程展開の思考にそって日常生活援助が実践できる	指導を受けながら看護が実践できる	日常の看護実践が自立してできる	リーダーシップが発揮できる	優れた能力を発揮しながら、役割モデルがとれる	

図2 JNAラダーと旧ラダーレベルの関係

JNAラダーと旧ラダーのレベルの整理および対象者

　旧ラダーは、ビギナー（新人）を入れて5段階あり、JNAラダーレベルとは異なる階層となっていました。そのため旧ラダーの教育内容に鑑み、旧ラダーの5段階はJNAラダーⅠからⅣに相当し、JNAラダーⅤに相当するレベルはないと判断し、レベルⅤは看護職が目指し続けるレベルとして新規でレベル設定を行いました。また、目安となる経験年数についても日本看護協会の考え方を踏襲し、経験年数ではとらえないこととしました（図2）。

　JNAラダーの対象者は看護師であり、旧ラダーの対象者は保健師、助産師および看護師の3職能でした。本会看護部は、看護実践能力をはじめとした3つの臨床能力は、保健師、助産師および看護師すべての看護職に共通して必要な能力ととらえており、JAラダーの対象者は旧ラダーにならい3職能としました。

旧ラダーレベル保有者のJAラダーレベルへの移行方法

　2019年度4月からJAラダーレベルでの受審を可能にするには、2018年度内に旧ラダーレベル保有者（ビギナーを除く）すべてをJAラダーの保有レベルへ移行することが必要であり、その移行方法は表3のようにしました。

　たとえば、旧ラダーレベルⅠ保有者は、JAラダーレベルⅠの評価表を用いて到達度を確認します。その結果、到達していればJAラダーレベルⅠが認定され、次回の受審レベルはⅡとなります。

　また本会看護部は、JAラダーレベルⅢを目指しているため、旧ラダーレベルⅢおよびⅣの保有者においては、JAラダーレベルⅢの評価表で到達度を確認し、保有および受審レベルを決定することにしました。

表3 保有レベルの移行方法

旧ラダー保有レベル	JAラダー評価表による能力評価の到達度		JAラダー保有レベル	2019年4月受審レベル
無（ビギナー）			無	Ⅰ
レベルⅠ	Ⅰ	達成	Ⅰ	Ⅱ
		未達成	無	Ⅰ
レベルⅡ	Ⅱ	達成	Ⅱ	Ⅲ
		未達成	Ⅰ	Ⅱ
レベルⅢ	Ⅲ	達成	Ⅲ	Ⅳ
		未達成	Ⅱ	Ⅲ
レベルⅣ	Ⅲ	達成	Ⅲ	Ⅳ
		未達成	Ⅱ	Ⅲ

第2フェーズ

　第2フェーズでは、JNAラダーを基本としたJAラダーの概要を構築しました。効率よく作業ができるように打合せ会のメンバー16名を5つのグループ〔4つの力（①ニーズをとらえる力、②ケアする力、③協働する力、④意思決定を支える力）チームと⑤運用・基準等チーム〕に分け、事業所の規模や職位等を考慮したメンバー構成としました。①〜④の4つの力チームは、JNAラダーの目標や実践例を参考に、旧ラダーとのレベルのズレを修正しながらレベルⅠ〜Ⅴまでを作成し、⑤運用・基準等チームは、JAラダーの運用および基準等と旧ラダーを参考に「自己教育・研究能力」「組織的役割遂行能力」のキャリアラダーの作成について取り組みました。

　また、医療安全関連については、本会看護部が運営するリスクマネジメント担当者打合せ会と協働することにしました。

オリジナルキーワードと段階の設定

　JAラダーの冊子だけでは定義や目標・各レベルの段階に差が生じやすく、加えて旧ラダーの段階と混同する恐れがあるため、それらを避けるため本会看護部オリジナルのキーワードと段階を設定しました。「協働する力」「意思決定を支える力」は、質の変化が確認できるような表現を追加しました。これにより8病院全体でJAラダーレベルのイメージが統一でき、ズレの防止につながりました（次ページ表4）。

表4 看護実践能力のオリジナルキーワードと段階

		レベルⅠ	レベルⅡ
キーワード	ニーズをとらえる力	助言を受けながら	自立・標準的、潜在的
	ケアする力	指導・助言を受けながら	自立
	協働する力	理解する	判断、選別できる
	意思決定を支える力	知る、気づく、感じとる	意図的
段階	ニーズをとらえる力	○手厚い助言から補足程度の助言までの段階 ○所属部署の主要疾患に対してのニーズをとらえる段階（病態の視点が中心）	○自ら考え、行動できる段階 ○所属部署の主要疾患に対してのニーズをとらえる段階（病態の視点が中心） ○顕在化している課題に反応でき、言語化できる段階
	ケアする力	○所属部署の主要な疾患患者に対して、指導・助言を受けながら手順に沿ってできる ○チェックリストなどで「できる」「できない」が判断できる直接的な行動の段階	○所属部署の主要疾患に対して、指導、助言を受けずに自立してできる段階
	協働する力	○自らの情報を提供し、どのような職種と関りを持っているのか理解できる段階	○どのような職種と関りを持つのか判断し、情報を整理し必要な意見を述べられる段階
	【カンファレンスの質の変化】	○カンファレンスに参加し自分の意見を述べることができる	○必要な意見を述べることができる
	意思決定を支える力	○助言を得ながらケアの受け手の思いや考えを感じ取り、関係者への報告・連絡・相談ができる段階	○状況を理解し意図的に関わることができる段階
	【意思決定の質の変化】	○思いや考えを感じ取ることができる	○意図的に関わることができる

◻ 学習内容の整理および研修の設定

　JAラダーの看護実践能力はJNAラダーに準拠しているため、日本看護協会の考え方で学習できるようラダーに関するオンデマンド研修を導入することにしました。しかし本会看護部は、オンデマンド研修をラダー研修に導入することが初めてだったため、2018年度は各病院の教育に携わる関係者がオンデマンド研修を聴講したうえで研修方法を検討し、契約費用の獲得および配信環境調整を行いながら導入準備を行いました。

　一方、「自己教育・研究能力」においては「看護研究」のレベル設定に際して、検討事項が生じました。JAラダーレベルⅢに看護研究計画書の作成、レベルⅣに看護研究の実践を設定していましたが、多忙な臨床現場では「看護研究」

レベルⅢ	レベルⅣ	レベルⅤ
個別性、意図的	複雑、潜在的、統合、予測的	より複雑、卓越した
個別性	予測的、予防的	アウトカム
院内の調整	院内外の調整	複雑な院内外の調整
個別性、代弁	尊重、擁護	コーディネート、調整
○所属部署のあらゆる疾患に対し、顕在化している現象を意図的にとらえる段階	○顕在化しているものだけでなく、潜在化しているニーズをとらえ、看護理論などを活用し、論理的な思考で概念的にとらえる段階	○自施設を超えて、地域・社会的ニーズをとらえる段階
○あらゆる疾患に対して、その状態に合わせた適切なケアができる段階 ○顕在的・潜在的な問題に対して、看護計画の立案〜実践、追加・修正ができる段階	○予測的・予防的な観点を踏まえたケアや説明ができる段階	○看護研究成果を消費するという観点から、アウトカムを重視したケアができる段階
○院内で関係する職種と協力し連携できる段階	○ファシリテーターとして院内にとどまらず、退院後の生活を見すえて外部と調整・連携ができる段階	○より複雑な状況において、全体を俯瞰し人を有効活用できる段階
○必要時にカンファレンスが開催できる	○自らがファシリテーターとなり、カンファレンスが開催できる	○ファシリテーターとして、地域のリソースを理解し、参加者の強みを生かしたカンファレンスが開催できる
○意思決定に必要な情報が、個別的に説明できる段階 ○ケアの受け手の思いを理解・判断し、置かれている状況を関係職種に代弁できる段階	○意思決定に至るプロセスを促進し、情報の提供・統合・意思の表出に至る一連を個々の特性に応じて支援できる段階	○自施設を超え、適切な資源を活用・調整できる段階
○個別的な方法を提示することができる	○ケアの受け手の意向に沿えるように選択を尊重し、促進することができる	○意思決定の中で、ケアの受け手の揺らぎに寄り添い続け、調整することができる

の実践は敬遠される傾向にあったのです。このことを踏まえ、レベルⅢの目的は、研究計画書の作成ではなく「研究的な視野や探求心を持つこと」であるとし、看護研究計画書の作成および実践はレベルⅣとしました。

❑ オリジナル評価の手引き、よくある質問（Q＆A集）、認定証など、必要な書類の作成

旧ラダーにおいても8病院や各部署の評価視点がバラつかないように「評価の手引き」を活用しており、今回も「評価の手引き」、加えて「よくある質問（Q＆A集）」を小冊子化しました。あわせて旧ラダーと区別可能な新様式の認定証の作成や、受審申請に関する書類、研修個人シートなども作成しました。

第3フェーズ

ここからは、打合せ会のメンバーが中心となって各病院での周知活動や保有レベルの移行を行っていきました。

❑ 本会看護部から各病院へJAラダーの説明会を開催

当初より打合せ会は「看護職員がJAラダーの概要が理解でき、安心して移行できる」ことを目標とし進めており、この頃の看護職個々の認識は「何となくラダーが変わるみたい」という程度でした。各部署でJAラダーを浸透させるキーパーソンは、看護課長（121名）および看護係長（286名）※であり、この両者から各部署へ伝達してもらうことが必要でした。そこで本会看護部が8病院へ赴いて看護課長および看護係長を対象に説明会を開催し、説明後の質疑からJAラダーに対する不安の解消に努めました。説明会での質問の中には想定外の内容もあり、その後の運用の微調整にもつながりました。

※本会の看護課長は看護師長、看護係長は主任看護師に相当する。

❑ 2018年度旧ラダー受審者の評価およびJAラダーの移行評価

本会看護部からの説明会以降は、各病院の状況にあわせて順次、JAラダーの評価表に沿って移行評価が開始されました。JAラダーによる評価は、あくまでも能力の達成度を確認することであり、「これができていないので3点から2点になります」という減点評価から、「ここまでできるようになったため2点から3点になります」という加点評価をすること、そして実践の場において能力が発揮されていることを確認するようにしていきました。

しかし、いざ評価の時期になると、各病院で評価の視点にバラツキが見られたため、その都度、打合せ会でバラツキ事例の共有および検討、また各病院においても認定委員会を複数回開催し、多くの時間をかけてJAラダーレベルへ移行していきました。その結果、約2,700名がJAラダーレベルへ移行することができました。

JAラダーの作成、移行・導入、今後の課題

旧ラダーを稼働しながらJAラダーを作成し、レベルの移行評価を行った17

カ月間はあっという間でした。とくに第3フェーズでは、多忙な日常業務の中、移行評価のための聞き取りや実践の確認、頻回な面談など、真摯に取り組んだ看護課長や看護係長の頑張りには脱帽です。また、旧ラダーでは対象外だった部門の看護職も、他部門長の協力を得て評価することでJAラダーレベルを保有することができ、ラダー受審が可能となりました。年度末退職者からも、今後のセカンドキャリアに影響するためJAラダーのレベル認定をしてほしいという申し出もありました。

今回、JAラダーの作成を通して、人を評価することの難しさや従来にはなかったレーダーチャートによる到達度の可視化、OJTの重要性にもあらためて気づかされることになりました。今後は、2019年4月の新人看護職を中心に研修とOJTの連動による能力拡大の効果について測定し、効果的な研修内容や時期などを明らかにしたいと考えています。

まだまだ始まったばかりですが、本会看護部の教育理念にのっとり、あらゆる場で活躍できる看護職を育成していけるよう、さらに工夫しながら取り組んでいきたいと思います。

◉引用参考文献

1) 公益社団法人日本看護協会．「看護師のクリニカルラダー（日本看護協会版）」活用のための手引き．（1. 開発の経緯　2. 導入・活用編）．
https://www.nurse.or.jp/nursing/education/jissen/ladder/pdf/guidance_int.pdf
（2019年8月28日閲覧）

2) 公益社団法人日本看護協会．「看護師のクリニカルラダー（日本看護協会版）」活用のための手引き．（3. 学習内容編）．
https://www.nurse.or.jp/home/publication/pdf/fukyukeihatsu/guidance03_0109.pdf
（2019年8月28日閲覧）

3) 公益社団法人日本看護協会．「看護師のクリニカルラダー（日本看護協会版）」活用のための手引き．（4. 施設における活用事例編〜行動目標の検討からレベルの到達状況の確認（評価）まで〜）
https://www.nurse.or.jp/home/publication/pdf/fukyukeihatsu/guidance04.pdf
（2019年8月28日閲覧）

4) 公益社団法人日本看護協会．継続教育の基準　ver. 2．2012年．
https://www.nurse.or.jp/nursing/education/keizoku/pdf/keizoku-ver2.pdf
（2019年8月28日閲覧）

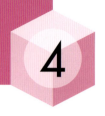

「JCHO金沢病院キャリアラダー」の活用に向けて

独立行政法人地域医療機能推進機構（JCHO）金沢病院　副看護部長 兼 教育担当看護師長　**近藤清典**

　独立行政法人地域医療機能推進機構（以下、JCHO）金沢病院は、2018年度にそれまで使用していたクリニカルラダーを見直し、2019年度から新たにグループ病院の方針を生かしつつ当病院の特徴を踏まえ、人材育成・キャリアアップを目指し「JCHO金沢病院キャリアラダー」を作成しました。本稿では、当院の理念の実現に向けて実践的で活用できる運用を工夫し、ラダーを作成した経緯について説明します。

はじめに

　2016年5月に日本看護協会から「看護師のクリニカルラダー（日本看護協会版）」（以下、JNAラダー）が公表されたことを受け、それまでJCHO独自につくられていた「JCHOラダーモデル」が改訂され、2018年8月に新たな「JCHO看護師キャリアラダー」が公表されました。

　「JCHO看護師キャリアラダー」の基本的な考え方は、「JCHOで勤務する看護職の能力開発および個人の目指すキャリア発達を支援するツール」としての活用です。特徴は、看護実践能力の標準指標としてJNAラダーで示された看護の核となる実践能力を活用したうえで、JCHOの看護職に求められる能力を"組織的役割遂行能力""自己教育・研究能力"として追加構成していることです。これは「『看護師のクリニカルラダー（日本看護協会版）』活用のための手引き」に例としてあげられており、推奨されている内容と考えています。

　当院では、この「JCHO看護師キャリアラダー」をもとに病院の特徴であるナイチンゲール看護論を礎とした患者のとらえ方と、アセスメントを看護実践につなげることができる看護職員の育成のため、JCHO金沢病院独自のラダーである「JCHO金沢病院キャリアラダー」（以下、金沢ラダー）を作成しました。

　JCHO金沢病院は244床の急性期病院で、急性期病棟（一般入院基本料1）4病棟191床と地域包括ケア病棟1病棟53床です。2019年4月1日時点の看護師は241名（産前・産後休業、育児休業者、パート職員を除く）、平均年齢は35.4歳、新規入職者は新人が15名、既卒者0名、転勤者1名です。今年度は既卒者がいませんでしたが、例年2～3名の既卒者がいます。産前・産後、育児休

業取得中職員は14名（5.8％）ですが、ここ数年、年度後半には平均20名前後（約8％）になることが続いています。

ワーキンググループ立ち上げと新キャリアラダーの作成

2018年度に示された「JCHO看護師キャリアラダー」を受けて、新たなクリニカルラダーを作成するにあたり、副看護部長、教育担当看護師長、教育メンバー看護師長（3名）計5名の"ラダー作成チーム"を立ち上げ、「『看護師のクリニカルラダー（日本看護協会版）』活用のための手引き」を参考に作成を行いました（次ページ表1）。

新しい金沢ラダーの目的は"質の高い看護サービスを提供するために社会のニーズや医療の変化に対応できる看護師を育成する"です。これはJCHO看護師キャリアラダーの基本的な考えである「看護職の能力開発、キャリア発達を支援するツール」を、より具体的にして、JCHO金沢病院の看護職員として目指してもらいたい方向性を示したものです。つまり、JCHO金沢病院看護部の理念『その人らしさを支え、持てる力を引き出す看護を提供します』を実践するために看護職員には、何を学び、経験し、習得し、実践していってもらいたいかを示すものとなっています。

2019年度のスローガンは「オーダーメイドの看護ケア」としています。高齢化社会の中、入院してくる患者の状況は多種多様で"（患者の）持てる力"も人それぞれであり、"その人らしさ"を理解し、一人ひとりに適した関わり（質の高い看護）を目指すことを目標にしました。看護は患者や家族の思いを考え、汲み取り、寄り添っていくことが求められますが、日々の業務で看護師としての達成感を感じることができる機会は減っているかもしれません。そのため、この金沢ラダーは業務が業務で終わらず、看護につながっていること・看護を実践していることを実感し、看護の質の部分を高め続けられる看護師を育てるツールにしたいと考えました。

更新・評価

金沢ラダーは各自の申請によって部署内評価がなされ、レベルⅢ以上はラダーレベル認定審査会が開かれ、看護部長が認定するかたちをとっています。

スタッフは年度初め（5月ごろ）に、当年の自己目標とあわせてラダー認定

表1 新キャリアラダー作成の流れ

	「看護師のクリニカルラダー（日本看護協会版）」活用のための手引き		JCHO 金沢病院での作成への経過
共通 Step 1	導入に向けた検討グループの組織化		作成チームの立ち上げ 　副看護部長・教育担当師長・教育委員メンバー看護師長（3名）：計5名 　2019年4月1日導入を目標に活動することを決定
共通 Step 2	看護師のクリニカルラダー（日本看護協会版）の共通認識		看護師のクリニカルラダー（日本看護協会）の共通認識 ・各自で読み込み、疑問点などを持ち合うかたちで進めた
Step B-1	看護師のクリニカルラダー（日本看護協会版）導入の方向性を決定		JCHO 看護師キャリアラダーの共通認識 ・各自読み込み、疑問点・それぞれの感想などを持ち寄り共通認識とした ・看護師のクリニカルラダー（日本看護協会）と JCHO キャリアラダーの共通点および違いについて確認 　・JCHO キャリアラダーは看護師のクリニカルラダー（日本看護協会版）に追加された内容で差異がないことから、JCHO キャリアラダーを活用していくことに決定
	JCHO 組織としてのラダー（JCHO 看護師キャリアラダー）が存在したため入れ替わりが起きた		
共通 Step 3	自施設の人材育成や期待する看護師像の確認		JCHO 金沢病院看護部理念の共通認識 ・看護部の理念からズレないように目指したい看護師像の再確認を行う
			ナイチンゲール看護論をどのようにラダーに入れていくか確認 ・行動目標をさらに細かい評価項目に分解し、当院の特徴を入れることを決定する
Step B-2	自施設ラダーを看護実践能力と「その他の能力」に整理		自施設ラダー（旧ラダー）と JCHO キャリアラダーとの照合 ・当院の大切にしたい項目（評価項目）が見えてきた ・看護部の理念とのすり合わせを行う
Step B-3	看護実践能力についてレベルの整理		JCHO 金沢病院キャリアラダーの作成 ・2週間に1回程度集まり、共通および個々の課題について話し合う
Step B-4	看護実践能力について、看護師のクリニカルラダー（日本看護協会版）と照合		・決定項目について師長会へ報告し意見交換する 　・評価項目の設定 　　・非常に細かい作業となるため分担して行う 　　・期限で持ち寄り全体で話し合い修正を行う ・ポイント制度の導入 ・必須研修の決定 ・評価するための測定用具の決定
共通 Step 4	作成したラダーをもとに自施設オリジナルの実践例の作成		
			キャリアラダー説明会開催（全看護職員対象研修）

への当年度の取り組み予定を所属長に伝えます。5月から翌年2月までの約9カ月間、自己の計画に沿って取り組み、研修や学会の参加、看護研究や自己学習を行います。2月に自己評価を行い、所属長と面談して認定更新の判断を行い、その後、所属長がラダーレベル認定審査会へ認定の申請を行う流れとしています。もちろん更新は1年でできることもあればレベルによっては2～3年が必要となることがあると考え、スタッフには計画的に行うよう説明しています。

　ラダー更新には評価するための測定用具を定めています。まずは「ラダーレベル認定申請書」です。これはスタッフが自身でどのレベルの更新を行うのかを表明するもので、レベルごとに申請を評価するための測定用具が記載されています。スタッフはこの用紙を準備することで自分のレベルの申請がどのような測定用具で評価されるかを理解し、どのように満たしていくかを計画します。

ラダーレベル認定のプロセス

　ここからは、このラダーレベル認定申請書の項目に沿って説明していきます。
　すべてのレベルに共通した評価するための測定用具が「評価のポイント」「ラダー評価表」「ラダー研修参加ポイントカード」の3つです。そのほかにもラダーレベルごとに実践してもらいたい内容を測定用具として1～2種類定めています。

評価のポイント（次ページ表2）

　JCHO看護師キャリアラダーでは、「看護の核となる実践能力」の"ニーズをとらえる力""ケアする力""協働する力""意思決定を支える力"のそれぞれに、目標と行動目標があげられています。そして、この行動目標に対してさらに細かい評価項目を作成し、チェックリスト方式で自己評価ができるかたちにしています。「組織的役割遂行能力」と「自己教育・研究能力」については提示されている目標に対して評価項目を作成し、「看護の核となる実践能力」の項と同様にチェックリスト方式で自己評価ができます。

　ここであげている具体的な評価項目に、JCHO金沢病院看護部の礎である科学的看護論・ナイチンゲール看護論の特徴が示されており、スタッフに身につけてもらいたい看護を知ってもらう内容になっていると考えています。

表2 評価のポイント（レベルⅡ）

		組織的役割遂行能力
レベルごとの定義		組織の一員としての役割を理解し、所属部署の目標を意識して行動する
レベルごとの目標		地域包括ケアシステムの概要を理解する
		・病院・看護部・自部署の目標に沿った個人目標を立案し行動できる 　□所属部署の目標を踏まえて、自己のレベルに応じた個人目標が立てられる 　□個人目標達成に向けて実践し、評価できる
レベルごとの目標		地域医療および地域包括ケアのチームの一員として看護職に求められる役割を考え行動につなげる
		・受け持ち看護師としての役割を理解し実践できる 　□優先順位を考慮して看護を実践し、上位者や医師へ報告・連絡・相談ができる 　□プライバシーを保護し、後輩に指導ができる ・カンファレンスでの患者情報を共有し看護実践に活用できる 　□院外・他部署の機能や役割を理解し、連携や調整ができる
レベルごとの目標		看護チーム内での役割を遂行する
		・リーダーシップについて理解することができる 　□指導のもと看護チームのリーダー業務が実践できる
レベルごとの目標		業務管理を自立して行い、組織が示す収益向上と費用削減のための具体策に取り組む
		・健全な経営の理解につながるコスト意識を身につけることができる 　□SPDシステムや医療処置のコスト意識・運用ができる 　□薬品・物品について修理・破損・紛失時の対応ができる
		看護の核となる実践能力
レベルごとの定義		標準的な看護計画に基づき自立して看護を実践する
ニーズをとらえる力	行動目標	自立してケアの受け手に必要な身体的、精神的、社会的、スピリチュアルな側面から必要な情報収集ができる
		・自立して対象の心と身体と社会関係のつながりに時の流れを重ねて全人的にとらえることができる（全体像） 　□対象の身体と心と社会関係を現わす事実を時の流れに沿って、選び出すことができる 　□対象の身体と心と社会関係を時の流れでとらえ、それぞれの関連性が言える ・自立して客観的事実からキーワードを選び出し、対象の特徴を大づかみにとらえることができる（立体像） 　□発達段階・健康障害の種類・健康の段階・生活過程の特徴の視点からキーワードを選び出すことができる 　□キーワードの意味を押さえ、それぞれがどのようにつながっているかがわかる 　□共通性と相違性からどういう特徴があるケースかとらえることができる
	行動目標	得られた情報をもとに、ケアの受け手の全体像としての課題をとらえることができる
		・自立して対象が回復するために必要な条件が言える（生物体の必要条件） 　□身体的（局所・全体）にはどのような状態か、また回復するための条件が言える 　□精神的にはにはどのような状態か、また回復するための条件が言える 　□社会的にはどのような状態か、また回復するための条件が言える ・自立して回復するために必要な日常生活の規制に対する対象の具体的な反応が言える（生活体の反応） 　□回復するために必要な日常生活の規制とその反応が言える

表2 つづき

ニーズをとらえる力		□対象の反応を通して病気や治療・看護に対してどのように認識しているか考えることができる □関心を寄せ対象が体験している世界を相手の位置で想像し、気持ちを感じ取ることができる ・自立して健康の法則に対象の生活過程を重ね、そこに存在する「対立」を看護上の問題としてあげることができる □身体の生命力の状態を細胞レベル・個体レベルで観察、内部環境（摂取と排泄、運動と休息のバランス）の恒常性が保たれているか □心と身体（身体の状態を正しく認識しているか） □心の内部（安定した心で生活しているか） □個と社会関係（信頼関係が成立し、支える力と自立心のバランスがとれているか） □社会関係内部（対象を取り巻く人々の間に方針のくいちがいはないか）
ケアをする力	行動目標	ケアの受け手の個別性を考慮しつつ標準的な看護計画に基づきケアを実践できる
		・自立して対象がより健康的に生きていくにはどのように「対立」を調和させたらよいかが言える □看護の目的に照らした計画があげられる □持てる力、健康な部分に働きかける解決策があげられる □優先すべき順序が言える ・計画に基づき時間内に確実なケアができる □患者・家族の言動や表情から反応を観察し判断できる □客観的データや身体上の変化を観察し判断できる □看護実践を正確に記録できる □対象の優先度を考慮した整合性のある計画を立てる □新人看護職員基本技術の評価基準「A・B」の不足項目が主体的に習得できる ・自立して実践したケアについて評価できる □対象の置かれた状況を観察し、計画の修正の有無を判断できる □看護したことになったかを目的に照らし評価できる
	行動目標	ケアの受け手に対してケアを実践する際に必要な情報を得ることができる
		□客観的データや身体上の変化を観察し判断できる □患者・家族の言動や表情から反応を観察し判断できる
	行動目標	ケアの受け手の状況に応じた援助ができる
		・感染看護の基本的知識を持ち、適切な行動がとれる □感染経路別予防策の必要性を理解し実践できる □廃棄物の分別・処理が理解でき実践できる □清潔操作や滅菌操作が確実にできる □感染防止に関して問題意識を持つことができる □標準予防策を講じるように他者に促すことができる ・医療安全の基本的知識を持ち、適切な行動がとれる □医療安全マニュアルに基づいて安全な行為を常に実践できる □インシデント情報を他者と共有できる □患者間違い・部位間違い・手技間違いを排除するための確認を確実に実施できる □薬剤を取り扱うときは、与薬技術手順に沿って常に実践できる 　・薬剤の作用・副作用を理解したうえで実施する 　・6Rを確認する 　・指差し呼称が習慣化している □緊急事態（ショック時・アナフィラキシー発症時）発生を判断し、迅速に適切な対応ができる ・災害発生時、速やかに報告し、上位者の指示のもと対応ができる □防災時の初期行動が言える □防災設備の場所が言え、取り扱いができる □院内防災マニュアルに沿った行動が言える
協働する力	行動目標	ケアの受け手を取り巻く関係者の立場や役割の違いを理解したうえで、それぞれと積極的に情報交換ができる
		□患者に関わる他職種の役割を理解できる □他職種の考え方を理解し建設的な意見交換ができる

表2 つづき

協働する力	行動目標	関係者と密にコミュニケーションを取ることができる
		□各医療チームの役割を理解し、必要な情報を提供することができる
	行動目標	看護の展開に必要な関係者を特定できる
		□必要に応じて多職種協力の必要性に気づくことができる
	行動目標	看護の方向性や関係者の状況を把握し、情報交換できる
		□看護チームで情報共有し、看護の方針を確認できる □看護チームにおけるメンバーの役割を理解し行動できる □チーム内メンバーと協力し、チーム内の患者のケアを安全・安楽に実践できる □リーダーに優先度に合わせ報告・連絡・相談ができる
意思決定を支える力	行動目標	ケアの受け手や周囲の人々の思いや考え、希望を意図的に確認することができる
		□患者や家族の希望について、背景や理由を確認できる □患者や家族の認識と医療者の認識のズレにに気づき、追加の説明等調整ができる
	行動目標	確認した思いや考え、希望をケアに関連づけることができる
		□患者や家族の希望をケアに反映させることができる □看護場面において倫理的配慮ができる □看護場面において看護倫理問題に気づくことができる □「人生の最終段階における医療・ケアの決定プロセスに関するガイドライン」等の内容を踏まえて行動できる
自己教育・研究能力		
レベルごとの定義	自己の課題を明確化し、達成に向けた学習活動を展開することができる	
レベルごとの目標	日々の実践から生じる疑問点など、自己の学習ニーズを明確にし、知識・技術の習得に向けた学習活動を展開する	
	・自己の看護実践を客観視・分析し、自己の看護の特徴と課題を明確にできる 　□ケーススタディにまとめて発表できる 　□実地指導者・部署内委員の役割を理解し、行動できる	
レベルごとの目標	後輩とともに学習する	
	・プリセプターとしての役割を果たすことができる 　□プリセプターシップが果たせる	
レベルごとの目標	研究的視点を持って、根拠に基づく看護実践に向けて取り組む	
	・看護実践の中から課題を見出すことができる 　□関心のある分野の学会・研究会へ参加し知見を深めることができる 　□ラダーポイント100点以上 ・研究メンバーの一員として責任を持って研究に参加することができる 　□看護研究発表会へ参加する	

ラダー評価表（次ページ表3）

　上記で示した「評価のポイント」のそれぞれの内容のできているものにチェックを入れ、できていないものは空白とします。チェックが入った数でa・b・cの評価を行います。評価認定の基準は"aの個数がbの個数よりも多く、かつcがない"としています。この時点で基準に満たなかったスタッフは"保留"となるため、当年度不足した部分を次年度は達成できるよう、再び次年度の更新に向けて計画を立てていきます。

　また、「自己のコメント」には申請に向けての振り返りと今後の心構えを記入し、ラダーレベル認定審査会での判断根拠のひとつとしています。

ラダー研修参加ポイントカード

　院内では毎月1〜2回、教育委員会主催の研修を開催しています。そのほかにも病院の委員会やチーム主催の研修会が開催されます。これらは自由参加で自己研鑽のための研修です。スタッフたちは院外で開催されている看護協会や学会などの研修会にも参加しています。これらを目に見えるかたちにしてスタッフの励みにつながるようにしたいと考え、ポイントカードを作成しました。研修会の主催や内容によってポイントを設定し、出席者にはポイントカードにスタンプを押し、年間でのポイント数が目に見えてわかるようにしています。サイズは名刺大で名札ケースに入れるなど携帯しやすくしています（85ページ写真1）。

　この研修ごとのポイントの設定も、JCHO金沢病院看護部としてスタッフに身につけてもらいたい研修はポイント数を高くし、よりスタッフが参加意欲を高めてもらうようにしています。ポイントの有効期間はレベルごとに3年から5年としています。産前・産後休業や育児休業など、一時的に仕事を離れるスタッフも多く、期間を短くすることでラダー更新への意欲が減退してしまうことを考えて、あえて長めの有効期間としています。

　目標の年間獲得ポイントは10ポイントを目安とし、内訳は院内8ポイント、院外2ポイントの割合が望ましいとしています。スペシャリストを目指すスタッフは院外の自分の目指す領域の研修などに積極的に参加し、ポイントを取得することが考えられたため、金沢ラダーではスペシャリストを目指すスタッ

表3 ラダー評価表（レベルⅡ）

部署＿＿＿＿＿＿　氏名＿＿＿＿＿＿＿＿＿＿＿＿＿＿

看護の核となる実践能力：看護師が論理的な思考と正確な看護技術を基盤に、ケアの受け手のニーズに応じた看護を臨地で実践する能力

	レベルⅡ		レベルごとの目標	行動目標	評価日 2019/9/3	
					自己	所属長
組織的役割遂行能力	レベルごとの定義		組織の一員としての役割を理解し、所属部署の目標を意識して行動する			
			□地域包括ケアシステムの概要を理解する	□病院・看護部・自部署の目標に沿った個人目標を立案し行動できる		
			□地域医療および地域包括ケアのチームの一員として看護職に求められる役割を考え行動につなげる	□受け持ち看護師として役割を理解し患者の受け持ちができる □カンファレンスでの患者情報を共有し看護実践に活用できる		
			□看護チーム内での役割を遂行する	□リーダシップについて理解することができる		
			□業務管理を自立して行い、組織が示す収益向上と費用削減のための具体策に取り組む	□健全な経営の理解につながるコスト意識を身につけることができる		
看護の核となる実践能力	レベルごとの定義		標準的な看護計画に基づき自立して看護を実践する			
		ニーズをとらえる力	□ケアの受け手や状況（場）のニーズを自らとらえる	□自立してケアの受け手に必要な身体的、精神的、社会的、スピリチュアルな側面から必要な情報収集ができる		
				□得られた情報をもとに、ケアの受け手の全体像としての課題をとらえることができる		
		ケアをする力	□ケアの受け手や状況（場）に応じた看護を実践する	□ケアの受け手の個別性を考慮しつつ標準的な看護計画に基づきケアを実践できる		
				□ケアの受け手に対してケアを実践する際に必要な情報を得ることができる		
				□ケアの受け手の状況に応じた援助ができる		
		協働する力	□看護の展開に必要な関係者を特定し、情報交換ができる	□ケアの受け手を取り巻く関係者の立場や役割の違いを理解したうえで、それぞれと積極的に情報交換ができる		
				□関係者と密にコミュニケーションを取ることができる		
				□看護の展開に必要な関係者を特定できる		
				□看護の方向性や関係者の状況を把握し、情報交換できる		
		意思決定を支える力	□ケアの受け手や周囲の人々の意向を看護に生かすことができる	□ケアの受け手や周囲の人々の思いや考え、希望を意図的に確認することができる		
				□確認した思いや考え、希望をケアに関連づけることができる		
自己教育・研究能力	レベルごとの定義		自己の課題を明確化し、達成に向けた学習活動を展開することができる			
			□日々の実践から生じる疑問点など、自己の学習ニーズを明確にし、知識・技術の習得に向けた学習活動を展開する	□自己の看護実践を客観視・分析し、自己の看護の特徴と課題を明確にできる		
			□後輩とともに学習する	□新人看護師が仕事と職場にスムーズになじめるように、技術的な指導とメンタル面のサポートができる		
			□研究的視点をもって、根拠に基づく看護実践に向けて取り組む	□看護実践の中から課題を見出すことができる □看護メンバーの一員として責任を持って研究に参加することができる		
				評価	aの数	bの数

（自己のコメント）

（所属長のコメント）

認定・保留　　　　　認定日：　年　月　日　　　　　（所属長印）

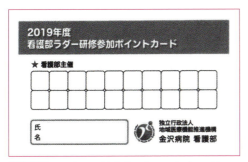 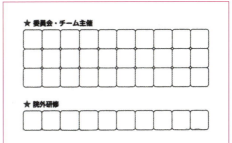

写真1 ラダー研修参加ポイントカード

フにもJCHO金沢病院のスタッフとして必要と考える全般的な知識・技術を身につけてもらうため、院内での研修会への参加を促す目的で院内研修の参加割合を高めています。

またレベルごとに必須の研修を設定しています。レベルⅡではケーススタディー研修、メンバーシップ研修、実地指導者研修の3項目、レベルⅢでは中堅事例研修、レベルⅣでは看護研究の研修というように、そのときに実践してもらいたい内容を申請の条件として、研修会などへの参加を促し、ポイントに反映するようにしています。

ラダー更新申請時には必須研修への参加および獲得ポイント数が満たされていることが条件となります。満たさないスタッフは"保留"となるため、不足した部分を次年度に達成できるよう更新に向けて計画を立てていきます。

レベルごとに評価するための測定用具

全レベルに共通する測定用具以外に、必須研修で学んだ内容の実践報告または発表を測定用具としています。

これらは看護師として成長するうえで必ず押さえておいてもらいたい最低限の項目です。はじめはもう少し多くの必須項目を入れることも考えましたが、交代勤務をしている病棟は一部署から研修に参加できる人数が限られており、必須研修を増やすと参加を希望するすべてのスタッフに応えることができなくなると考えました。これはラダー更新の障害となり、スタッフのラダー更新への意欲や関心の低下につながると考え、必須の研修は最低限のものとしました。そして今後必須研修への参加状況を確認し、必要であれば必須研修を年間

表4 必修または参加が望ましい研修・学会など

		研修・学会など
レベルⅠ	必須	新人研修
		ナイチンゲール看護論
		看護必要度
	必須	ナラティブ（発表会も含む）
レベルⅡ		ナイチンゲール看護論
		看護必要度
		実践に役立つ薬物の知識「ハイリスク薬・抗がん剤」
		実践に役立つ薬物の知識「麻薬・造影剤」
		実践に役立つ薬物の知識「輸血」
		看護過程の展開　ベーシック
		ナラティブ（発表会も含む）
	必須	ケーススタディ（発表会も含む）
		メンバーシップ
		実地指導者研修
		実地指導者フォローアップ研修
レベルⅢ		看護必要度
		看護研究
	必須	中堅事例研究（発表会を含む）
		リーダーシップ基礎編
		教育・実習指導
		事例検討会　看科研金沢学習会
レベルⅣ		看護必要度
		リーダーシップ
	必須	看護研究（発表も含む）
		事例検討会　看科研金沢学習会
レベルⅤ		看護必要度
		看護研究（発表も含む）
		事例検討会　看科研金沢学習会

で複数回開催することも検討しています。

　必須のものとして入れられなかったものの、できる限り知識や技術として習得してもらいたい研修については、ラダーごとの「参加が望ましい研修」として一覧に提示し、研修参加を促しています（**表4**）。

　研修会案内ポスターにもラダー更新の必須研修であることやポイント数を提

示するなど、参加意欲を高めるような工夫をしています。

　スタッフは上記にあげた自己のラダー更新の評価を受けるため、測定用具を各所属長に提出します。所属長は看護師長・副看護師長で部署内評価を行います。必要に応じてスタッフから自己評価やラダー更新への内容などをプレゼンテーションしてもらい、評価指標としています。所属長は部署内評価を受けて最終評価を行います。レベルⅠ・Ⅱに関しては所属長が更新の認定可否を最終決定します。レベルⅢ・Ⅳ・Ⅴに関しては、レベルⅠ・Ⅱと同様に所属長が認定の可否の決定を行いますが、その後、所属長はラダーレベル認定審査会（看護部長・副看護部長・教育担当師長で構成）に評価するための測定用具を提出し、スタッフのラダー更新についてプレゼンテーションを行い認定審査会で最終評価を受けます。すべてのレベルにおいて最終認定されたスタッフは看護部長より認定され、認定書を授与されます。認定書の授与はかたちとしてスタッフの頑張りをたたえるもので、ラダー更新の励みとなるものであると考え、今後も継続させていきたいと考えています。

　キャリアラダーの活用に対して、スタッフから「何のために行うのか」、ラダーを更新することで「何かメリットはあるのか」などの質問を受けることがあります。ある病院ではラダーの更新によって給与や賞与に反映すると聞いたことがあります。しかし当院ではそのようなことはありません。あくまで自己研鑽のものです。人は認められることはうれしいものですが、批判されることは非常につらいものです。ラダーの更新申請で認定する場合も保留とする場合も、所属長は相手を認め、決して批判しないことが大切であると考えます。相手が前向きにとらえ進んでいけるような声かけと関わりが、その後のラダー更新への意欲となり、この積み重ねが病院全体の看護の質の向上につながると考えています。

　また研修の内容も十分に吟味し、研修の中で一人ひとりが"ハッ"と感じて、表情が"パッ"と明るくなるような研修を企画することが必要です。このような研修を積み重ねることでスタッフは研修への参加を楽しみ、向上心を育み、ひいては看護の質の向上、レベル更新への取り組みにつながります。

　当院のキャリアラダーはまだ始まったばかりであり、今後さらにスタッフが積極的にキャリアラダー更新への取り組みができるようにしていきたいです。

5 「看護師のクリニカルラダー（日本看護協会版）」について

公益社団法人日本看護協会　常任理事　**荒木暁子**

　地域包括ケアシステムの推進において、多様な場で働く看護実践能力の維持・向上は重要な課題です。日本看護協会は、2016年にあらゆる施設や場におけるすべての看護師に共通する看護実践能力の標準的な指標である「看護師のクリニカルラダー（日本看護協会版）」（以下、JNAラダー）を開発しました。本稿ではJNAラダーについて概説し、看護師のキャリアと連動した賃金モデルとの関係についても述べます。

看護師のクリニカルラダー（日本看護協会版）

　日本看護協会は、あらゆる施設や場で活動可能な看護師の育成・教育支援、継続性の強化のため、個々の看護師が所属する施設の枠にとどまらず、全国レベルで共通して活用可能な指標として、2016年に「看護師のクリニカルラダー（日本看護協会版）」を開発しました（94ページ**表3**参照）。

◻ 開発の目的

①看護実践の場や看護師の背景にかかわらず、すべての看護師に共通する看護実践能力の指標の開発と支援
②看護実践能力の適切な評価による担保および保証
③患者や利用者等への安全で安心な看護ケアの提供

◻ JNAラダーの構成と看護実践能力の核となる4つの力

　JNAラダーは、看護実践能力の核となる4つの力（**図1**）について、5段階のレベルを設定しています。4つの力は、患者への看護ケアだけでなく、多職種との連携、患者や家族の意思決定への支援など、国民の暮らしと医療を支える看護の質保証を意図しています。

◻ キャリアラダーとクリニカルラダー

　JNAラダーは、あらゆる施設や場におけるすべての看護師に共通する看護実践能力の標準的な指標を開発する目的から、「看護実践能力」に特化した習熟段

看護実践能力の核となる4つの力

核となる実践能力：看護師が論理的な思考と正確な看護技術を基盤に、
ケアの受け手のニーズに応じた看護を臨地で実践する能力

4つの力は密接に関連し、どの場においても発揮される

ケアの受け手が立ち会う場面（治療、最期の迎え方等）において、その人らしい選択ができるための意思決定を支える

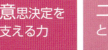
意思決定を支える力
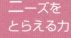
ニーズをとらえる力

ケアの受け手をとらえ、判断し、その人に適した方略を選択する

ケアの受け手を中心に、情報やデータを多職種間で共有し、ケアの方向性を検討、連携する

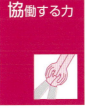
協働する力
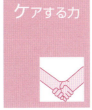
ケアする力

ケアの実施・評価を行う（PDCAサイクルや看護過程の展開）

図1 看護実践能力の核となる4つの力[1]

階を設定しました（次ページ図2）。施設や場で作成し活用されているクリニカルラダーは、キャリアラダーとしての能力である「自己教育・研究能力」と「組織的役割遂行能力」を含み、組織の理念や目的に応じて作成されていることが多いと考えます。

よって、JNAラダーをキャリアラダーの一部として、ご活用いただくことを提案しています。

☐ JNAラダーの活用と実践能力獲得のための支援

JNAラダーの実践例は、現在「病院」「高齢者介護施設」「訪問看護ステーション」について、ホームページ上で公表しています。また、共通する看護実践能力の指標が期待されることから、学会や関連団体などで、JNAラダーを活用し実践例を作成しているものもあります。また、導入や活用の方法について

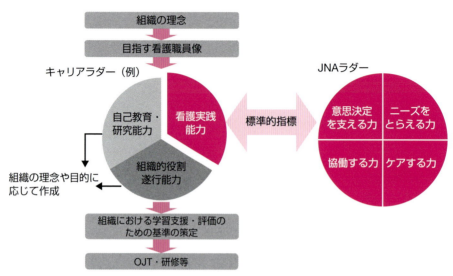

図2 JNAラダーとキャリアラダーとの関係[1]

も、『活用のため手引き』[2]などで紹介しているので、ご活用ください。

JNAラダーに基づく学習内容を、『活用のため手引き』の「3. 学習内容編」で紹介しています（図3）。学習内容は、あらゆる実践の場のすべての看護師に必要な「核となる学習内容」、つまり学習項目を提示しています。そして、4つの力ごとに「学習項目」を提示しています。たとえば、ニーズをとらえる力では「身体面」「精神面」「社会面」といった学習項目があり、また、ケアする力では「ケアの改善」「ケアの提供」といった項目があります。

92ページ表1は、レベルⅠ到達のための学習内容のうち、ニーズをとらえる力の一部を抜粋したものです。レベルごとの目標、行動目標に対する学習目標があります。その項目が実践（OJT）と知識の例に具体的に示されています。あくまで例として示したものなので、それぞれの施設や場で期待されている能力に沿ってご活用いただければと思います。

❑ オンデマンド研修の活用を

働き方改革が進む中で、研修時間の設定に関する基準の再検討が求められています。また、『同一労働同一賃金ガイドライン』[3]においても、雇用形態にかかわらず、同一の職務内容であれば同一の教育を行うことが示されています。

核となる学習内容

ニーズをとらえる力	身体面（疾患・障がい）／身体面（生活）／精神面／社会面／価値観や信条の側面（スピリチュアルな側面）／ケアの受け手の全体像
ケアする力	ケア改善／ケアの提供／安全／感染／病態把握／薬剤の取り扱い／救命救急
協働する力	チームでの協働／コミュニケーション／地域をみる視点
意思決定を支える力	意思決定支援／倫理／看取り

図3 核となる学習内容[1]

　看護職の現任教育に関しては、安全で質の高い看護の提供に向けて、研修の設定は必須です。現在、自組織でラダー別研修を実施している場合でも、研修の質を確保し、研修企画の時間を節約し指導者などの負担を軽減するために、eラーニングや視聴覚教材の活用を検討しているところもあると聞きます。

　本会においても、2018年よりJNAラダーに関連したインターネット配信研修（オンデマンド）の配信を開始しました[4]。講義とペアの確認テストがあり、それをパスすることで次の章へ進めるというように、理解度を確認しながら受講することで、実践知識の確実な習得につながることを期待しています。

　2019年現在、ラダーⅠ〜Ⅳ到達を目指す看護師対象としたオンデマンドを12本配信しており、今後もラインアップを増やしていく予定です。また、JNAラダー活用に関する組織の看護管理者や教育担当者を対象としたオンデマンドも4本配信しており、こちらもあわせてご活用いただければ幸いです。

表1 レベルⅠ到達のための学習内容　ニーズをとらえる力（一部抜粋）[1]

レベルⅠ到達のための学習内容　ニーズをとらえる力（一部抜粋）

到達目標：基本的な看護手順に従い必要に応じ助言を得て看護を実践する

レベルごとの目標	行動目標	学習目標	項目	実践（OJT）	知識の例
助言を得てケアの受け手や状況（場）のニーズをとらえる	□助言を受けながらケアの受け手に必要な身体的、精神的、社会的、スピリチュアルな側面から必要な情報収集を行う □ケアの受け手の状況から緊急度をとらえることができる	1．助言を受けながら、ケアの受け手の安全・安楽・安寧に関する視点が理解できる 2．ケアの受け手に必要な情報収集の4つの側面と、基本的な収集方法が理解できる 3．生命の危機的状態を把握するためのアセスメント方法が理解できる 4．入手したケアの受け手の情報について、守秘義務の遵守、個人情報保護の遵守のもと、取り扱う重要性が理解できる	身体面（疾患や障がい）	①身体面（疾患や障がい）に関する情報収集方法について、以下を実施する ・ケアの受け手の年齢や状況に応じ、反応をみながら訴え・症状を確認する ・助言を得ながらフィジカルアセスメントを実施し、報告をする ・記録や報告・カンファレンスなどから既往歴・現病歴、服薬内容・医療的処置・疾患や障がいの状況の整理をする ②身体面について、観察やデータに基づき正常・異常の判断をする	①呼吸器系・循環器系、消化器系、中枢神経系の解剖生理とフィジカルアセスメント技術 ②新人看護職員研修ガイドラインにおける【症状・生体機能管理技術】 ・バイタルサインの観察と解釈 ・身体計測 ・静脈血採血と検体の取り扱い ・採尿・尿検査の方法と検体の取り扱い ・血糖値測定と検体の取り扱い ・心電図モニター・12誘導心電図の装着・管理 ・パルスオキシメーターによる測定 ③身体機能の評価 ④意識レベルの評価・脳神経失調症状

看護職のキャリアと連動した賃金モデル～多様な働き方とやりがいを支える評価・処遇～（日本看護協会、2019）

　個々の看護師が専門職としてキャリアを高め、やりがいや充実感を持って働き続けられる、また、病院として定着を促進し、多様な人材の確保・活用を図り、質の高い看護ケアを提供できることを目的に、本会では2019年3月に『病院で働く看護職の賃金のあり方』[5]および『看護職のキャリアと連動した賃金モデル～多様な働き方とやりがいを支える評価・処遇～』[6]を発出しました。

□「看護職の賃金モデル」におけるキャリア開発ラダーとJNAラダー

　このモデルの骨格である「複線型等級制度」は、看護職のタイプや役割や組織内のキャリアなどの視点から、専門職群（非管理職の一般職員）、管理・監督

表2 「看護職の賃金モデル」複線型等級制度[6]

| 1. 複線型人事制度 | 能力や職務、役割の違いによって複数の職群に分ける（社員区分制度） | 2. 等級制度 | 能力や職務、役割の大きさによって複数のステップ、等級に分ける（社員格付け制度） |

複線型人事

		専門職群			管理・監督職群			高度専門職群		
等級	ステップ	職能段階	看護師キャリア開発ラダーのレベル例（看護師）	助産実践能力習熟段階（クリニカルラダー）®（助産師）	ステップ	職位	（参考）認定看護管理者教育課程のレベル	ステップ	職務・役割（下記資格等は前提条件であり等級の決定は専門領域での職務・役割による貢献に依存する）		
									専門看護師	専門看護師	特定行為研修修了看護師
9等級					M4	看護部長					
8等級					M3	副看護部長	サードレベル修了および職務・役割による組織への貢献に応じて等級決定	S5			
7等級	G5	熟練	レベルV（組織への貢献に応じて等級決定）	レベルIII、IV（更新および職務・役割による組織への貢献に応じて等級決定）	M2	看護師長	セカンドレベル修了および職務・役割による組織への貢献に応じて等級決定	S4	更新および職務・役割による組織への貢献に応じて等級決定	看護系大学大学院修士課程修了、更新および職務・役割による組織への貢献に応じて等級決定	看護系大学大学院修士課程修了、研修行為区分終了および職務・役割による組織への貢献に応じて等級決定
6等級					M1-2	副看護師長[注1]主任[注2]（副看護師長あるいは主任のみの場合）		S3			
5等級					M1-1		ファーストレベル修了および職務・役割による組織への貢献に応じて等級決定	S2			
4等級	G4	中堅	レベルIV（最短必要年数3年）	レベルIII				S1			
3等級	G3		レベルIII（最短必要年数2年）	レベルII							
2等級	G2		レベルII（最短必要年数2年）	レベルI							
1等級	G1	新人	レベルI（最短必要年数1年）	レベル新人							

注1）副看護師長：看護師長に属し、看護師長の職務代行者
注2）主任：副看護師長等のいる病院における主任、あるいは副看護師長－スタッフの中間職

G：専門職群、ジェネラリスト　M：管理・監督職群、マネジメント　S：高度専門職群、スペシャリスト
Copyright 2019 公益社団法人日本看護協会

職群（主任以上の看護管理者）、高度専門職群（専門看護師、認定看護師、特定行為研修修了看護師の資格や高度な能力を生かして組織に貢献している職員）の3つの職群（キャリアのコース）に区分しています。その中の専門職群において、看護師のキャリア開発ラダーレベルのレベルを例として示しています。このラダーは、JNAラダーで示した「看護実践能力」に、施設や場の理念や目的に応じて「自己教育・研究能力」と「組織的役割遂行能力」を含んでいるものと想定されます（表2）[6]。

『看護職のキャリアと連動した賃金モデル～多様な働き方とやりがいを支える評価・処遇～』には、JNAラダーを「看護師キャリア開発ラダー」の一部として賃金処遇に組み込んだ例なども示しています。また、どのような役割・行動が組織から期待されているのか、看護職がよく理解し、その役割を遂行できるようにするためには、役割定義を作成し、役割行動や評価項目を示すことが重要です。その手順も例示していますので、ご活用ください。

病院における賃金モデルの導入例もホームページ上で公開しているので、ご参照いただければと思います[7]。

表3 看護師のクリニカルラダー（日本看護協会版）

看護の核となる実践能力：
看護師が論理的な思考と正確な看護技術を基盤に、ケアの受け手のニーズに応じた看護を臨地で実践する能力

定義		レベル	Ⅰ	Ⅱ
		レベルごとの定義	基本的な看護手順に従い必要に応じ助言を得て看護を実践する	標準的な看護計画に基づき自立して看護を実践する
看護の核となる実践能力	ニーズをとらえる力	【レベルごとの目標】	助言を得てケアの受け手や状況（場）のニーズをとらえる	ケアの受け手や状況（場）のニーズをらとらえる
		【行動目標】	□助言を受けながらケアの受け手に必要な身体的、精神的、社会的、スピリチュアルな側面から必要な情報収集ができる □ケアの受け手の状況から緊急度をとらえることができる	□自立してケアの受け手に必要な身的、精神的、社会的、スピリチュアな側面から必要な情報収集ができる □得られた情報をもとに、ケアの受けの全体像としての課題をとらえるこができる
	ケアする力	【レベルごとの目標】	助言を得ながら、安全な看護を実践する	ケアの受け手や状況（場）に応じた看を実践する
		【行動目標】	□指導を受けながら看護手順に沿ったケアが実施できる □指導を受けながら、ケアの受け手に基本的援助ができる □看護手順やガイドラインに沿って、基本的看護技術を用いて看護援助ができる	□ケアの受け手の個別性を考慮しつつ準的な看護計画に基づきケアを実践きる □ケアの受け手に対してケアを実践する際に必要な情報を得ることができる □ケアの受け手の状況に応じた援助ができる
	協働する力	【レベルごとの目標】	関係者と情報共有ができる	看護の展開に必要な関係者を特定し、報交換ができる
		【行動目標】	□助言を受けながらケアの受け手を看護していくために必要な情報が何かを考え、その情報を関係者と共有することができる □助言を受けながらチームの一員としての役割を理解できる □助言を受けながらケアに必要と判断した情報を関係者から収集することができる □ケアの受け手を取り巻く関係者の多様な価値観を理解できる □連絡・報告・相談ができる	□ケアの受け手を取り巻く関係者の立や役割の違いを理解したうえで、それぞれと積極的に情報交換ができる □関係者と密にコミュニケーションをることができる □看護の展開に必要な関係者を特定でる □看護の方向性や関係者の状況を把し、情報交換できる
	意思決定を支える力	【レベルごとの目標】	ケアの受け手や周囲の人々の意向を知る	ケアの受け手や周囲の人々の意向を看に生かすことができる
		【行動目標】	□助言を受けながらケアの受け手や周囲の人々の思いや考え、希望を知ることができる	□ケアの受け手や周囲の人々の思いえ、希望を意図的に確認することがきる □確認した思いや考え、希望をケアに連づけることができる

III	IV	V
ケアの受け手に合う個別的な看護を実践する	幅広い視野で予測的判断をもち看護を実践する	より複雑な状況において、ケアの受け手にとっての最適な手段を選択しQOLを高めるための看護を実践する
ケアの受け手や状況（場）の特性を踏まえニーズをとらえる	ケアの受け手や状況（場）を統合しニーズをとらえる	ケアの受け手や状況（場）の関連や意味を踏まえニーズをとらえる
ケアの受け手に必要な身体的、精神的、社会的、スピリチュアルな側面から個別性を踏まえ必要な情報収集ができる 得られた情報から優先度の高いニーズをとらえることができる	□予測的な状況判断のもと身体的、精神的、社会的、スピリチュアルな側面から必要な情報収集ができる □意図的に収集した情報を統合し、ニーズをとらえることができる	□複雑な状況を把握し、ケアの受け手を取り巻く多様な状況やニーズの情報収集ができる □ケアの受け手や周囲の人々の価値観に応じた判断ができる
ケアの受け手や状況（場）の特性を踏まえ看護を実践する	さまざまな技術を選択・応用し看護を実践する	最新の知見を取り入れた創造的な看護を実践する
ケアの受け手の個別性に合わせて、適切なケアを実践できる ケアの受け手の顕在的・潜在的ニーズを察知しケアの方法に工夫ができる ケアの受け手の個別性をとらえ、看護実践に反映ができる	□ケアの受け手の顕在的・潜在的なニーズに応えるため、幅広い選択肢の中から適切なケアを実践できる □幅広い視野でケアの受け手をとらえ、起こりうる課題や問題に対して予測的および予防的に看護実践ができる	□ケアの受け手の複雑なニーズに対応するためあらゆる知見（看護および看護以外の分野）を動員し、ケアを実践・評価・追求できる □複雑な問題をアセスメントし、最適な看護を選択できる
ケアの受け手やその関係者、多職種と連携ができる	ケアの受け手を取り巻く多職種の力を調整し連携できる	ケアの受け手の複雑なニーズに対応できるように、多職種の力を引き出し連携に生かす
ケアの受け手の個別的なニーズに対応するために、その関係者と協力し合いながら多職種連携を進めていくことができる ケアの受け手とケアについて意見交換できる 積極的に多職種に働きかけ、協力を求めることができる	□ケアの受け手が置かれている状況（場）を広くとらえ、結果を予測しながら多職種連携の必要性を見極め、主体的に多職種と協力し合うことができる □多職種間の連携が機能するように調整できる □多職種の活力を維持・向上させる関わりができる	□複雑な状況（場）の中で見えにくくなっているケアの受け手のニーズに適切に対応するために、自律的な判断のもと関係者に積極的に働きかけることができる □多職種連携が十分に機能するよう、その調整的役割を担うことができる □関係者、多職種間の中心的役割を担うことができる □目標に向かって多職種の活力を引き出すことができる
ケアの受け手や周囲の人々に意思決定に必要な情報提供や場の設定ができる	ケアの受け手や周囲の人々の意思決定に伴うゆらぎを共有でき、選択を尊重できる	複雑な意思決定プロセスにおいて、多職種も含めた調整的役割を担うことができる
ケアの受け手や周囲の人々の意思決定に必要な情報を提供できる ケアの受け手や周囲の人々の意向の違いが理解できる ケアの受け手や周囲の人々の意向の違いを多職種に代弁できる	□ケアの受け手や周囲の人々の意思決定プロセスに看護職の立場で参加し、適切な看護ケアを実践できる	□適切な資源を積極的に活用し、ケアの受け手や周囲の人々の意思決定プロセスを支援できる □法的および文化的配慮など多方面からケアの受け手や周囲の人々を擁護した意思決定プロセスを支援できる

©2016 Japanese Nursing Association

おわりに

　本稿では、主に、JNAラダーの概要、キャリアラダーとJNAラダーの位置づけ、看護職の賃金モデルとラダーの関係について概説しました。実際に活用する場合には、すでに公表・刊行されている資料をご活用ください。

　いずれにしても、看護職が地域包括ケアシステムを支え、人口減少時代に、やりがいを持って働き続けられるよう、ラダーや賃金モデルの効果的な活用を期待します。

●引用参考文献

1) 公益社団法人日本看護協会.「看護師のクリニカルラダー（日本看護協会版）」活用のための手引き3. 学習内容編. 12. https://www.nurse.or.jp/home/publication/pdf/fukyukeihatsu/guidance03_0109.pdf（2019年9月3日閲覧）
2) 公益社団法人日本看護協会. 生涯学習支援：JNAラダーおよび関連資料. https://www.nurse.or.jp/nursing/education/jissen/ladder/index.html（2019年9月3日閲覧）
3) 厚生労働省. 同一労働同一賃金ガイドライン. https://www.mhlw.go.jp/stf/seisakunitsuite/bunya/0000190591.html（2019年9月3日閲覧）
4) 公益社団法人日本看護協会. 生涯学習支援：関連するインターネット配信研修. https://www.nurse.or.jp/nursing/education/jissen/training/index.html（2019年9月3日閲覧）
5) 公益社団法人日本看護協会.『病院で働く看護職の賃金のあり方』日本看護協会の提案. https://www.nurse.or.jp/nursing/shuroanzen/chingin/proposal/pdf/proposal.pdf（2019年9月3日閲覧）
6) 公益社団法人日本看護協会：看護職のキャリアと連動した賃金モデル～多様な働き方とやりがいを支える評価・処遇～. 2019. https://www.nurse.or.jp/home/publication/pdf/fukyukeihatsu/wage_model.pdf（2019年9月3日閲覧）
7) 公益社団法人日本看護協会. 労働環境の整備の推進：病院の給与制度（育成・評価）事例. https://www.nurse.or.jp/nursing/shuroanzen/chingin/jirei/index.html（2019年9月3日閲覧）

第3章

クリニカルラダーを活用した能力開発

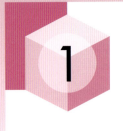

1 今とくに求められる能力をラダーを活用してどう伸ばすのか

人間環境大学　看護学部看護学科　看護管理学　講師／キャリアデザイン支援室長 兼 実習センター長
加藤由美

　クリニカルラダーを活用し、これからの時代に求められる能力を伸ばすためにはどのような視点が必要になるでしょうか。その参考になるのが、日本看護協会の「JNAラダー各レベルに対応した学習内容一覧」に示されたレベルごとの到達目標や各習熟段階に対応した学習内容です。

はじめに

　継続教育における施設内教育の人材育成計画として、多くの施設でクリニカルラダーが活用されています。2016年に日本看護協会が公表した「看護師のクリニカルラダー（日本看護協会版）」では、5段階のレベルと4つの看護実践能力が示されました。ここではとくに、「JNAラダー各レベルに対応した学習内容一覧」の各習熟段階に対応した学習内容から、今とくに求められる能力について考えてみたいと思います。図1は「JNAラダー各レベルに対応した学習内容　一覧」から、その能力を一部抜粋したものです。この表を概観すると、施設で必要な看護実践能力を見つめ直すことができます。

ニーズをとらえる力

　フィジカルアセスメントの知識に基づき、正確なフィジカルアセスメントを実施し、正常・異常を判断する力から、段階的に、発達段階や病期、病態、経過など複雑な状況もとらえることができるフィジカルアセスメント力が求められます。
　また、ここで重要なポイントは、身体面が「疾病や障がい」と「生活」の2側面で、また精神面、社会面、価値観や信条の側面（スピリチュアルな側面）をアセスメントする力が示されていることです。看護師は医師が行う病状や病態とその治療、予後などの説明時に同席し、病状や病態が生活に及ぼす影響をアセスメントした結果を説明することが求められます。

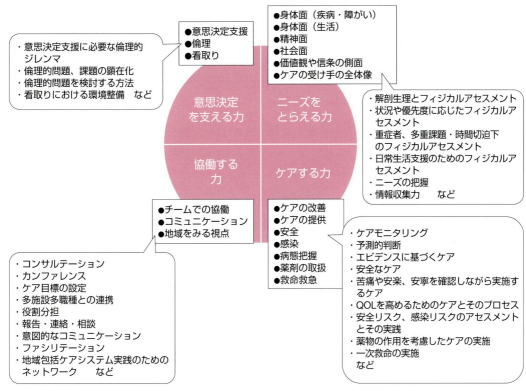

図1 今とくに求められる能力とは何か――JNAラダーより一部抜粋

　たとえば、患者Aさん（胃がん　58歳　男性、胃全摘術を受ける患者）のICに同席したとします。医師からは、病期（早期がん、進行がん）ステージ、深達の程度、細胞診の結果、TMN分類による術前結果や転移の有無、胃切除の方法、その後の合併症、全身麻酔による影響等々が丁寧に説明されるでしょう。さて、ここに同席したあなたは看護師として、何を説明しますか。

　胃を全摘することで、食物を貯留できなくなります。胃液でその食物をドロドロにする力が弱くなります。幽門から十二指腸に、少しずつ撹拌されてドロドロになったものを少しずつ送ることができなくなります。胃の機能を失うことで、「食べることの再構築」が必要となります。Aさんは58歳です。仕事に影響しないか、ランチは外食なのか、また自分のペースで食事時間を調整することが可能な職場なのか等々、"胃"を失うことを生活の視点でアセスメントする力が必要です。食事指導を管理栄養士の業務ととらえていませんか。看護師

が行う栄養指導につなげることができていますか。患者と一緒に、病気や治療が及ぼす生活への影響をアセスメントし、生活を再構築していく過程を考えていくことを大切にしていきましょう。

ケアする力と協働する力

「ケアする力」には、看護を実践するために必要なスキルが網羅されています。「協働する力」については、とくに看護師の役割と機能を正しく理解したうえで、ほかの職種の専門性を理解し、互いを補完し協働する力が求められています。具体的には、「ニーズをとらえる力」と「ケアする力」「意思決定を支える力」について、他職種に説明できる力が求められるでしょう。

看護は"隙間産業"ではありません。患者は生活者です。看護師は患者のいちばん近くで、病気や加齢による生活への影響をアセスメントし、その再構築を考え、実践する専門職です。それを発揮するための協働になっているでしょうか。患者のゴール設定の明確化に向けて生活の視点を加味した提案ができているでしょうか。患者が帰る地域の状況を把握しているでしょうか。多職種連携における看護師の役割の発揮と連携の必要性を、多くの事例から学び、力をつけてほしいと願っています。

意思決定を支える力

看護師はLIFEを支える仕事です。ここでいうLIFEとは「生命」「生活」「人生」を意味します（図2）。

このLIFEは、患者自身のものであり、どうLIFEを過ごすのかという意思決定は患者自身にあります。そして、病気や障がいが及ぼすLIFEへの影響を説明し、どう過ごしていくのかという、患者の意思決定を支援する役割が私たち看護師にはあります。ケアの受け手や家族の話を誠実かつ真摯な態度で、受容的、共感的態度で聴くスキルが必要です。そこから、希望や意思決定に関わる情報の整理、決定のための計画、実践、評価と意思決定プロセスを支える力が必要となります。そして「看取り」、人生の最終段階をどう過ごすのかという課題に向き合う力が、超少子高齢多死社会では必要です。

また、高度で複雑な医療技術の進歩などに伴い、看護実践現場は今、多くの倫理的ジレンマを抱えています。看護師として高い倫理性が求められていま

24時間365日シームレスな
生活支援のできる体制の整備
安心して最期を迎えることができる体制づくり

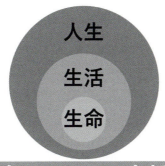

図2 LIFEを支える仕事

す。倫理的問題や課題を顕在化し、対応する力も重要となってきます。
　次項からは、フィジカルアセスメント、倫理、退院支援・調整を実践するための能力開発について、教育的視点から説明します。

2 フィジカルアセスメントとラダー

人間環境大学　看護学部看護学科　基礎看護学　大学院看護学研究科　看護教育学　教授、学部長
篠崎惠美子

　1990年代後半に看護基礎教育にフィジカルアセスメントが導入され、最近の新人看護師は、器官別のフィジカルイグザミネーションの基本を学んでいます。このことを踏まえ、ラダーを活用してフィジカルアセスメント能力をさらに伸ばすためのポイントについて解説します。

フィジカルアセスメントとヘルスアセスメント

　フィジカルアセスメントは、看護の対象を身体的側面からとらえるひとつのアセスメント方法です。看護の対象である「人」は、身体的側面だけではなく、精神的側面、社会的側面、霊的側面などをあわせ持つ統合体です。ワトソンは「人間は単なる部分の総和ではない」とし、人間の健康の概念を、「身体と心・魂における統一と調和である」と述べています[1]。つまり、看護の対象である「人」をアセスメントする場合、身体的側面だけではなく精神的側面や社会的側面もアセスメントする、すなわちヘルスアセスメントが必要となります。

　私たちが「フィジカルアセスメント」をイメージする場合、単なる身体的側面だけのアセスメントをイメージする場合と、身体的側面から統合体である人をとらえるヘルスアセスメントをイメージする場合が混在していると感じることがあります。フィジカルアセスメントとは、インタビューとフィジカルイグザミネーションから身体的側面の情報を収集し、アセスメントすることです。そして、フィジカルアセスメントと社会的側面のアセスメント、精神的側面のアセスメントを統合させてアセスメントすることが「ヘルスアセスメント」です。これらの言葉を正しく理解して使用することが必要です。

　本稿では、フィジカルアセスメントに焦点を当てて述べていきます。病院のみならず、施設や在宅などすべての看護場面において、看護の対象のニーズをとらえ顕在する問題・潜在する問題を抽出するためには、インタビューとフィジカルアセスメントが必須です。フィジカルアセスメントの能力が看護の質に大きく影響するといっても過言ではありません。

クリニカルラダーとフィジカルアセスメント

　フィジカルアセスメントは、看護の核となる実践能力において「ニーズをとらえる力」と「ケアする力」の両者に必要な能力であると考えます。「看護師のクリニカルラダー（日本看護協会版）」では、「ニーズをとらえる力」の行動目標に「ケアの受け手に必要な身体的、精神的、社会的、スピリチュアルな側面から必要な情報収集できる」と記載され[2]、ヘルスアセスメントが行動目標としてあげられています。また「ケアする力」において、レベルⅠでは「安全な看護を実践できる」、レベルⅡでは「状況（場）に応じた看護を実践する」、レベルⅢでは「状況（場）の特性を踏まえた看護を実践する」とあります。これらを実践するためには、フィジカルアセスメントを含むヘルスアセスメントが必要となります。

☐ 看護基礎教育における課題とラダーに及ぼす影響

　フィジカルアセスメントは1990年代後半に看護基礎教育に導入され、数回のカリキュラムの改正において、その能力の強化が求められてきました。しかし、筆者らが実施した全国調査において、看護系大学でのフィジカルアセスメントの教育内容、時間、単位数、開講時期などはさまざまで、卒業時の学生のフィジカルアセスメントに関する能力が一定ではないという実態が明らかになりました[3]。実態調査から10年以上経過していますが、その傾向はいまだに変わっていないと実感しています。このことは、新人看護師のフィジカルアセスメント能力の差や、ラダーにおける研修内容の検討課題にも影響していると考えます。

　また、教育内容にもバラツキがあります。多くの教育機関が系統的にフィジカルアセスメントを教育しています。たとえば、呼吸・循環に関するフィジカルアセスメントは呼吸と循環の両者が密接に関わっていますが、初学者である学生に教える際には、呼吸器系と循環器系を分けて、解剖生理の知識、インタビュー、フィジカルイグザミネーション、アセスメントという内容を教授することがスタンダードになっていると感じます。しかし、看護実践の場では、ヘルスアセスメントやフィジカルアセスメントを器官別に行うことよりも、患者さんからの訴えや何かしらのサイン（キュー）からフィジカルアセスメントを実施することが多いのではないでしょうか。患者の訴えやサインから臨床推論

を進める過程は基礎教育でも教育されていますが、実際には臨床と教育の乖離があることが考えられます。

　さらに看護基礎教育でのフィジカルアセスメントのトレーニングは、健康な学生同士やシミュレーターを活用したトレーニングがなされています。健康な学生同士でのトレーニングの場合、正常な状態を経験することは可能ですが、異常な状態はシミュレーターでしか経験できません。現在のシミュレーターにはさまざまな患者の状況（事例）が搭載されていますが、限定されています。実際の患者に対するフィジカルイグザミネーションを経験する機会も少なく、学生時代に経験できることには限界があります。そのため、正常を「正常」とはっきり判断することは極めて困難でもあります。とくに、他者と共有することが困難な呼吸音、心音、腸蠕動音といった身体内部の「音」は、シミュレーターでは共有できますが、人の身体の場合、電子聴診器やダブル聴診器などを使用しない限り共有できません。そのため、学生や新人看護師が異常かもしれない音を聴取した場合、その場において何らかの方法で音を共有し、自分の判断が正しいのか誤りかを第三者と確認することを積み重ねて、確実な技術にしていく必要があります。

　最近の新人看護師は、フィジカルアセスメントに関して、教育機関による差はありますが、器官別のフィジカルイグザミネーションについて基本を学んできているという点は強みであると考えます。したがって、ラダーにおいては新たにイグザミネーション方法を学習するのではなく、①基礎教育で習得したイグザミネーション技術を正しく確実に患者に対して実施できるようにすること ②患者の訴えから必要なイグザミネーションを選択すること ③イグザミネーション結果の解釈など、アセスメントを強化することが効果的であると考えます。フィジカルアセスメントに関する研修は、新人研修として位置づけている施設や、ラダーの1つのレベルでのみ実施していて継続性がない施設が多いように感じます。しかし、これらの学習は、すべてのラダーレベルにおいて必要で、それぞれのラダーで求められる学習内容は異なると考えています。つまり、ラダーⅡだけでフィジカルアセスメントを学習するのではなく、それぞれのレベルに合わせてフィジカルアセスメントを学習する必要があると考えます。

❏ ラダー別のフィジカルアセスメントの学習内容

　ラダー別のフィジカルアセスメントの学習については、入職してできるだけ早い時期にラダーⅠの基礎編を実施し、2年目にラダーⅠの強化編を実施することがよいと考えています。

　1年目すなわち新人看護師は、看護師として、複数名の患者を受け持つことや業務を覚えることに必死で、先輩看護師であるプリセプターやパートナーシップのパートナーと一緒に「安全な看護を実践する」ことに精一杯です。そのため、多様で複雑な患者のアセスメントは困難です。しかし、基礎教育でヘルスアセスメントに関する科目を履修していますので、フィジカルイグザミネーションの技術は習得しています。ただ、実際の患者さんに実施するという点では経験が不足していますので、健康ではない対象から得られるデータをどのように扱うのかという点では強化が必要です。つまり、基礎教育と看護実践の現場を結ぶような位置づけでの学習が望まれます。施設・病棟において遭遇することが多いや症状・徴候に必要なイグザミネーションとアセスメントが正確にできることを目的とした学習が求められます。

　次ページ表1に示したような呼吸・循環に関するフィジカルアセスメントは、どの病棟でもどの患者においても必要な内容です。Colwellら[4]やYamauchi[5]など多くの先行研究でも、呼吸・循環に関するフィジカルアセスメントの実施頻度の多さや必要性の認識の高さが報告されています。そのため、呼吸・循環に関するフィジカルアセスメントに必要なデータを正しい方法で収集できることを目的とした学習が適していると考えます。またラダーⅠ基礎編ではアセスメントではなく、インタビューとフィジカルイグザミネーションの技術に焦点を当てた学習が求められます（表1）。

　2年目は次の新人が入職するため、独り立ちする時期でもあります。1年目は新人ということで周囲の注目を浴びていましたが、その注目が新たに配属された新人へ向けられるため、不安も大きい時期です。業務については何となく覚えている時期で、新人看護師に十分な指導ができるかというとそうではありません。この時期には「確実に安全な看護を実施する」ためのフィジカルアセスメントが必要です。ラダーⅠの呼吸・循環のフィジカルアセスメントをさらに強化するために、呼吸・循環の機能が低下している状態などを想定した事例を

表1 ラダーⅠ（新人看護師）基礎編のフィジカルアセスメントの教育内容の例

ラダー（対象）	ラダーⅠ（新人看護師）基礎編
目的	「安全な看護を実施する」ために必要なフィジカルアセスメントの基礎を学習する 呼吸・循環のフィジカルアセスメントに必要なデータを正しい方法で収集できる
目標	1. バイタルサイン（呼吸・血圧・脈拍・体温・意識レベル）の測定ができる 2. バイタルサイン測定から得られた値からアセスメントできる 3. 呼吸・循環に関する構造と機能を説明できる 4. 呼吸・循環に関するフィジカルアセスメントに必要なインタビューとイグザミネーション項目を列挙できる 5. 正しい方法で呼吸音聴取ができる 6. 異常な呼吸音を列挙できる 7. シミュレーターなどで異常な呼吸音を判別できる 8. 正しい方法で心音聴取ができる 9. 頸静脈・四肢の観察ができる
内容	1. バイタルサインの測定方法とアセスメント 2. 呼吸器系・循環器系の構造と機能 3. 呼吸・循環のフィジカルアセスメントに必要なインタビュー項目 4. 呼吸・循環に必要なフィジカルイグザミネーション 5. 呼吸音聴取と異常な呼吸音 6. 心音聴取 7. 頸静脈の視診 8. 四肢の観察（冷感の有無、浮腫など）
研修方法	講義および演習

用いた学習などが有効です（表2）。ほかにも、患者のADLの評価などを中心とした脳神経・運動器系のフィジカルアセスメントの学習が必要と考えます。

　3年目になると通常の業務はできるようになります。個人差が出てくる時期でもあります。この時期にはプリセプターなどの後輩の指導・教育の役割を担う看護師もいるでしょう。後輩指導においては、根拠に基づいた指導や後輩のアセスメントなどに対して正しいか否かを適切に伝えるということが求められます。したがって、ラダーⅠの学習内容が十分に習得できたことが確認できたら、ラダーⅡの「状況（場）に応じた看護を実践する」ためのフィジカルアセスメントやヘルスアセスメントを学習する必要があります。フィジカルアセスメントにおいて、患者の訴えやサインといったキューからどのようなデータを収集したらよいのか、得られたデータからどのように臨床推論を進めていくの

表2 ラダーⅠ（2年目）強化編のフィジカルアセスメントの教育内容の例

ラダー（対象）	ラダーⅠ（2年目）強化編
目的	確実に「安全な看護を実施する」ために必要なフィジカルアセスメントを学習する 呼吸・循環のフィジカルアセスメントができる
目標	1. 呼吸・循環に関する構造と機能を他者に説明できる 2. 異常な呼吸音が判別でき、説明できる 3. 前胸部・背部の打診ができる 4. 心音聴取ができる 5. 心尖拍動の観察ができる 6. 頸静脈の観察・頸静脈圧の測定ができる 7. 末梢循環の観察ができる（全身の脈拍測定ができる） 8. 右心不全・左心不全の観察ができる
内容	1. 呼吸器系・循環器系の構造と機能 2. 呼吸音の聴診と異常な呼吸音（副雑音の判別と疾患・症状） 3. 打診（部位、音、アセスメント） 4. 心音聴取（重要な位置、聴取部位、方法、心雑音と過剰心音など） 5. 心尖拍動（観察部位、アセスメントなど） 6. 頸静脈の視診・頸静脈圧の測定（部位、頸静脈の怒張、頸静脈圧の測定、アセスメントなど） 7. 末梢循環の観察（四肢の観察、全身とくに足背動脈、後脛骨動脈の触知、アレンテスト、浮腫、ホーマンズ徴候など） 8. 右心不全・左心不全の観察項目、緊急性など
研修方法	講義および演習

かを学ぶことが必要です。研修においては、看護実践の経験などに大きな差が生じる時期でもありますので、個人ワークよりも、グループワークを取り入れて、事例展開などを通して学習するとよいでしょう（次ページ表3）。

　4年目以降はこの時期までに確実にラダーⅠ・Ⅱを終えて、次のステップであるラダーⅢ「状況（場）の特性を踏まえた看護を実践する」ための学習が必要です（109ページ表4）。ここからは各施設の特徴を踏まえた学習内容を検討し、設定することが求められます。たとえばICU病棟であれば、集中治療後症候群（PICS；Post Intensive Care Syndrome）などのフィジカルアセスメントを学習できる事例での展開や、摂食・嚥下に関するフィジカルアセスメント学習のための事例などを設定するとよいでしょう。さらにラダーⅣ・Ⅴに進むことができるように、動機づけなどをしながらサポートすることが必要です。

表3 ラダーⅡのフィジカルアセスメントの教育内容の例

ラダー（対象）	ラダーⅡ
目的	「状況（場）に応じた看護を実践する」ためのフィジカルアセスメントを学習する 患者のキューから必要なデータを収集し、臨床推論ができる
目標	1. 患者のキュー（訴えやサイン）から必要な情報がわかる 2. 必要な情報をインタビューとイグザミネーションで収集できる 3. データを解剖学的に分類できる 4. 異常データを見分けることができる 5. 起こりうるプロセスという観点からデータを解釈できる 6. 得られた情報からルールアウト（除外診断）的な考え方でアセスメントできる 7. 患者の問題について仮説を考えることができる
内容	1. 事例の紹介（患者背景、設定された状況など） 2. 患者からの訴え 3. 必要なインタビュー項目とフィジカルイグザミネーション項目 4. 得られたデータの解釈 5. 考えられる状況の列挙 6. あてはまらない状況の抽出 7. 可能性のある状況からの仮説
研修方法	講義およびグループワーク

看護実践とフィジカルアセスメント

　Barrowsは、看護師がフィジカルアセスメントを有効に看護実践現場で活用するための要因として、①看護師と他職種の両者が要求しているスキルを活用すること　②教育者と看護師、そしてキーパーソンが一緒に計画した教育プログラム　③アセスメント学の構造と内容　④看護師の自信とアサーティブ、知識ある看護師としての成長　⑤継続教育の5つを述べています。つまり、今後看護実践においてフィジカルアセスメント能力を確実に向上させていくためには、ラダーというツールを活用して、ステップバイステップでかつ継続して学習することが重要であると考えます。筆者らが行った調査によると、看護師はフィジカルアセスメントを「無意識に行っている日常の観察方法」であり、「看護のツール」ととらえていました[7]。この看護のツールが有効に活用されるためにも、確実な技術として学び、自信につなげていくことが課題であると考えています。

表4 ラダーⅢのフィジカルアセスメントの教育内容の例

ラダー（対象）	ラダーⅢ
目的	「状況（場）の特性を踏まえた看護を実践する」ためのフィジカルアセスメントを学習する 患者の特性・個別性を踏まえた情報を収集し、判断できる
目標	1. 患者の特性・個別性を踏まえた看護を提供するために必要な情報がわかる 2. 必要な情報をインタビューとイグザミネーションで収集できる 3. 収集したデータをアセスメントできる 4. アセスメントした内容から、ケアの可否を判断できる 5. 患者の状態に応じたケアの方法を選択できる 6. 自分のアセスメント・判断・方法の選択などを他者に説明できる
内容	1. 事例の紹介（患者背景、設定された状況など） 　例：脳血管障害の急性期から慢性期へ移行時にある患者の初回入浴に関するアセスメント 2. 必要な基礎情報 3. 必要なインタビュー項目、フィジカルイグザミネーション項目 4. 身体保清に関するアセスメント 5. 清潔ケアに関する方法の選択
研修方法	講義およびグループワーク

＊事例はこのほかにも、ICU病棟であればPICSの観察・判断などを学ぶための事例など、病棟や施設の特性に合わせた内容とする

◉引用文献

1) ジーン・ワトソン. ワトソン看護論─ヒューマンケアリングの科学（第2版）. 稲岡文昭ほか訳. 東京, 医学書院, 2014, 212.
2) 公益社団法人日本看護協会. 看護師のクリニカルラダー（日本看護協会版）. 2016. https://www.nurse.or.jp/home/publication/pdf/fukyukeihatsu/ladder.pdf（2019年7月20日閲覧）
3) 篠崎惠美子ほか. 看護教育研究 看護基礎教育におけるフィジカルアセスメント教育の現状─2005年度看護・看護系大学の全国調査より. 看護教育. 47（9）, 2006, 810-3.
4) Colwell, CB. et al. Determining the use of physical assessment skills in the clinical setting. The Journal of Nursing Education. 24（8）, 1985, 333-9.
5) Yamauchi, T. Correlation between work experiences and physical assessment in Japan. Nursing and Health Science. 3, 2001, 213-24.
6) Barrows, J. Factors affecting ED nurses' performance of physical assessment skills. Journal of Emergency Nursing. 11（2）, 1985, 80-4.
7) 篠崎惠美子ほか. 日本の看護師のフィジカルアセスメントに関する認識. 医学と生物学. 155（11）, 2011, 785-9.

3 看護倫理とラダー

人間環境大学　看護学部看護学科　基礎看護学　大学院看護学研究科　看護教育学　教授
伊藤千晴

看護倫理とは"より良い看護を追求するもの"であり、体系的に繰り返し学習することが重要です。ここでは看護倫理の教育について、クリニカルラダーごとに具体的な教育目標や内容を紹介します。

はじめに

　現代の医療現場では、医療技術の進歩や患者の家族形態の変化・高齢化、なかでも核家族化や独居老人の増加、判断能力が不十分な患者の増加、また医療費削減政策や医療資源の配分に関わる問題といった医療政策の転換などを背景に、倫理問題が増加しています。具体的には、末期医療中止の可否の判断、判断能力がなく身寄りもいない患者へのインフォームドコンセント、治療を拒否する患者への対応、退院説得に応じない患者への対応、身体拘束、プライバシーに関する問題などがあげられます。

　臨床倫理では、「同じ医学的事実を共有したとしても、それをとらえる価値観が異なれば、医療従事者や患者・家族の間で治療上の判断が分かれる事態も起こり得る。臨床における倫理問題とは、こうした価値観の対立から生じる治療決定上の問題のことである」[1]と示されています。そのため当然、臨床倫理は深く看護と関わる部分を含んでいると考えています。そのなかで看護倫理とは何かと考えたとき、それは"より良い看護を追求するもの"であり、看護倫理について学び、探求することが、倫理的な看護の実践につながると確信しています。具体的には、①看護師としての倫理的感性　②専門職としての倫理に対する知識　③倫理的問題に対して解決に向けた意思決定能力、この3点が学ぶべき内容です。

　また、日本医療機能評価機構の病院機能評価項目[2]の中でも、「患者、家族の倫理的課題等を把握し、誠実に対応している」「倫理的問題が当事者間で解決困難な場合は、倫理委員会やそれに代わる検討の場が整備され、そのような問題の解決策が検討されていることも重要である」と示されており、病院全体として倫理に関する研修が積極的に取り入れられていることが予測できます。筆者が2016年に中部地区の200床以上の病院を対象に調査した結果[3]では、倫理的

問題に関して定期的、または不定期ではあるが事例検討を行っている病院は全体の約75％程度でした。そのうちの約57％は、倫理的課題について何らかの問題解決のための枠組みを用いていました。しかしその反面、看護倫理研修を企画・運営する看護師からは、「研修で行う具体的な内容や進め方がわからない」「倫理的感性を養うにはどうしたらいいかわからない」「業務が忙しく、倫理に関する研修やカンファレンスの時間がとれない」「倫理研修で学んでも院内で活用するのは難しい」「ファシリテーターとなる人材がいない」「倫理に関する研修会を企画できる人材がいない」などの悩みや課題があげられました。

これらの結果を踏まえ、次にクリニカルラダーごとに具体的な教育目標や内容を紹介したいと思います。

ラダーごとの看護倫理研修内容

日本看護協会が示している「看護師のクリニカルラダー（日本看護協会版）」の５つのレベルを大まかにⅠ、Ⅱ・Ⅲ、Ⅳ、Ⅴの４つに分けて、具体的な看護倫理研修の教育目標・内容や留意点についてまとめてみました。次ページ以降の表1・2・3・4を参照ください。

❑レベルⅠ

看護倫理教育の導入として、倫理というものが「難しい」とか「面白くない」というような負のイメージから、倫理は自分自身で考える学問であり、あらかじめ決まった答えが用意されているものではない、結果だけに着目するのではなくプロセスが重要である、そこに倫理の難しさや面白さがある、ということを実感としてわかってもらいたいと思います。そのため、教材には文学作品や視聴覚教材を多く用いることお勧めします。石井は、「文学作品を通じて登場人物の人生に自分を重ね、追体験、思慮することは、複雑で多様な価値観に気づく感性と想像力を培い、倫理的問題を見出すことを可能にする」[4]と述べています。文学作品や視聴覚教材から倫理的問題を考え、全体で討議することはとても有意義です。このプロセスを通じて、受講者には自分の意見を述べてほかのメンバーに理解してもらえるように努力する、自分と違う意見に積極的に耳を傾ける、といった態度を養ってもらいたいと思います。そのため、教育目標としては次の２点をあげました。

表1 レベルⅠの目標と具体的な教育内容（例）

レベル	Ⅰ
教育目標	・看護師としての倫理的感性を養う ・問題解決に向けた基礎的知識を理解する
教育内容	①倫理（道徳）とは何かについて ②看護倫理の意義と目的 ③生命倫理とは何かについて ④看護者の倫理綱領 ⑤倫理原則（医療倫理の四原則） ⑥守秘義務と個人情報について ⑦患者の権利とインフォームドコンセント ⑧終末期医療に関する倫理的課題
留意点	講義を中心に、意見交換の場を多く持ち、自分の考えを他者に伝える また他者の意見について耳を傾ける姿勢を養う 教材には文学作品や視聴覚教材等を用いる

　（1）看護師としての倫理的感性を養う
　（2）問題解決に向けた基礎的知識を理解する
　表1に具体的な教育内容としておおむね8項目をあげました。いずれの項目も倫理的問題を解決に導くために必要な最低限必要な知識です。

❏ レベルⅡ・Ⅲ

　倫理的問題を解決に導くためには、何かしらの問題解決に向けた枠組みを用いて事例検討を行うことが有効です。そのためにはまず、アプローチの方法についてしっかり理解することが大切です。
　現在、医療現場で紹介されているものには、症例検討シート（4分割法）、倫理的意思決定モデルなどがあります。そのほかにも、医療現場ではさまざまな方法を駆使しながら問題を検討しているのではないかと予測します。口頭でのカンファレンスとは違い、問題解決のための枠組みを用いることは文字を書くことになり、思考が整理されます。そして現在起きている問題の解決に向けて考え、またそのような事例を繰り返し検討することで、看護の質の向上や看護師としての倫理的感性を養うことにつながると考えます。そこでレベルⅡ・Ⅲの教育目標として、次の3点をあげました。

表2 レベルⅡ・Ⅲの目標と具体的な教育内容（例）

レベル	Ⅱ	Ⅲ
教育目標	・看護師としての倫理的感性を養う ・倫理的課題に対して問題解決に向けた枠組みを理解することができる ・倫理的課題に対する意思決定能力が身につく	
教育内容	倫理的課題に関するアプローチ法 　①Jonsenらの症例検討シート 　②Johnstoneの倫理的意思決定モデル	
	ナラティブアプローチとは何かについて	
	事例検討	
留意点	問題解決に向けた枠組みを用いて倫理的課題について事例検討を中心に行う	

（1）看護師としての倫理的感性を養う
（2）倫理的課題に対して問題解決に向けた枠組みを理解することができる
（3）倫理的課題に対する意思決定能力が身につく

　表2に具体的な教育内容としておおむね3項目をあげました。ここでは問題解決のための枠組みをしっかりと理解したうえで事例検討を繰り返し、その後の看護ケアにいかしてほしいと思います。

レベルⅣ

　個々の看護師の価値観は多様です。事例検討を進めていく中で多数の意見や経験年数が長い看護師の意見が優先されることもあります。そのためファシリテーターの役割は非常に重要です。ファシリテーターはうまく意思統一を図り、まとめていく必要があります。そのため、レベルⅣではファシリテーターの育成を目指し、以下の3点を教育目標にあげました。
（1）看護師としての倫理的感性を養う
（2）事例検討会などのファシリテーターとしての役割ができる
（3）倫理研修に関する企画・運営ができる

　次ページ表3に具体的な教育内容としておおむね4項目をあげました。病院の規模によっては単独での取り組みが難しいかもしれません。近隣の病院間での協力や教育機関と協同しながら研修が進められるとよいと思います。

レベルⅤ

　前述したように、現代の医療現場にはさまざまな倫理的課題があります。そ

表3　レベルⅣの目標と具体的な教育内容（例）

レベル	Ⅳ
教育目標	・看護師としての倫理的感性を養う ・事例検討会などのファシリテーターとしての役割ができる ・倫理研修に関する企画・運営ができる
教育内容	ファシリテーションの基礎を学ぶ
	①ファシリテーションの役割 　②人が集まる場をまとめ上げるファシリテーターの視点
	ファシリテーションスキルの基礎を習得する
	ファシリテーションを実践する
	事例検討
留意点	ファシリテーターとしての実践の場を持つ

のため従来のように患者の主治医や受け持ち看護師だけではなかなか解決できない状況にあるのではないかと予測します。また医師や看護師個人の負担も大変大きくなります。病院機能評価の中でも、病院全体の臨床倫理の課題が明確化され、検討されることが重要とし、臨床倫理の観点から分析・検討・助言を行う体制や人材が各医療機関に求められています。そのひとつが臨床倫理コンサルテーションです。臨床倫理コンサルテーションとは、医療従事者や患者から相談を受けて、臨床倫理問題の所在を確認するとともに、問題の対処方法を検討し、助言する活動[5]です。米国では当たり前のものとして実践され、広く受け入れられているようですが、日本では設置している病院はまだまだ少ないのが状況です。臨床倫理コンサルテーションの形式はさまざまですが、いずれにしても専門的な知識や能力が必要になります。

　レベルⅤでは、コンサルテーションの一員として活躍できる人材の育成を目指します。そのため教育目標は、「臨床倫理コンサルテーションの一員として倫理的課題に介入し、解決に導くことができる」としました。具体的な教育内容は、専門領域における倫理的課題の解決に向けて専門知識と能力を身につけるということです。表4を参照ください。そのためには積極的に関連する学会や研修に参加し、知識と技能を磨くことが必要です。

おわりに

　今回、クリニカルラダーごとに看護倫理の教育目標や内容を紹介しました。看護倫理は体系的に繰り返し学習することが重要です。まずは看護を実践する

表4 レベルⅤの目標と具体的な教育内容（例）

レベル	Ⅴ
教育目標	臨床倫理コンサルテーションの一員として倫理的課題に介入し、解決に導くことができる
教育内容	専門領域における倫理的課題に対する検討 　①小児医療における倫理 　②高齢者ケアの倫理 　③エンドオブライフにおける倫理 　④在宅医療と地域包括ケアにおける倫理 専門職の倫理綱領
留意点	学会、研修会に参加し、組織の中でより実践力を身につける

うえで必要な看護倫理に関する最小限の知識を教授し、倫理的感受性を高めるための事例検討会を繰り返し行うことが必要です。デービスは「組織化された公式のメカニズムがあるからこそ、倫理的ジレンマとその解決策の両方を含む倫理問題が、そのケアの中で日常的なものとして、また継続するものとして受け止められるようになる」[6]といい、組織として倫理教育に取り組むことが必要であると指摘しています。

　組織全体で看護倫理の教育に取り組み、さらに、臨床倫理コンサルテーションの一員として倫理的問題を解決に導くだけではなく、問題を回避するために遂行していただきたいと思います。

●引用文献

1）藤田みさおほか．臨床における倫理問題への取り組み．日本内科学会雑誌．101（7），2012，2059-64．
2）公益財団法人日本医療機能評価機構病院機能評価事業．病院機能評価．https://www.jq-hyouka.jcqhc.or.jp/accreditation/outline/hospital_type/（2019年8月23日閲覧）
3）伊藤千晴ほか．医療現場における看護倫理研修に関する実態調査：中部地区を対象にした調査より．日本看護倫理学会誌．11（1），2019，59-66．
4）石井トク．看護倫理学入門ⅲ-ⅳ．東京，医歯薬出版，2012，150．
5）D・ミカ・ヘスター．病院倫理委員会と倫理コンサルテーション．前田正一ほか監訳．東京，勁草書房，2009，352．
6）アン・J・デービスほか．コンサイス看護論：看護とは何か—看護の原点と看護倫理—．東京，照林社，1999，135．

4 退院支援とラダー

人間環境大学　看護学部看護学科　高齢者看護学　講師　**櫻井　香**

　患者を生活者としてとらえ、患者が疾患や障害をもちながらも地域で生活が継続できるようにするためには、看護の対象者を生活者としてとらえることのできるような教育環境を整えることが不可欠です。本稿では、クリニカルラダーに患者の生活を踏まえた退院支援の要素を組み込むための視点について解説します。

※本文中の写真はご本人およびご家族の許可を得て掲載しています。

はじめに

　わが国の平均寿命は、2017 年に男性 81.09 歳、女性 87.26 歳となりました[1]。そして、65 歳以上の高齢者人口は 1950 年以降一貫して増加し、総人口に占める割合は 2018 年に 28.1％と過去最高となっています[1]。当然のことながら、要介護率が高くなる 75 歳以上の総人口に占める割合も増加し、2055 年には 25％を超える見込みです。それは疾患や障害をもち生活をする人々の増加とその生活期間の長期化を意味します。そのためわが国は、重度な要介護状態となっても住み慣れた地域で自分らしい暮らしを人生の最後まで続けることができるように、住まい・医療・介護・予防・生活支援が一体的に提供される地域包括ケアシステムの構築を目指しています[2]。このような背景に伴って看護職の役割は拡大し、看護教育および看護マネジメントも変革が必要となっています。

　筆者は現在、看護大学の高齢者看護学領域で教育を行っています。その中でとくに意識して学生に伝えていることは、看護の対象者を"生活者"としてとらえることの重要性です。それは私自身が患者を生活者として意識しないまま退院支援を行っていた時期があったことを悔いているからです。訪問看護を含む地域看護の実践を通し、対象者を地域の中で生活する方であることを改めて認識するようになりました。また、対象者を地域の中で支援するためには、看護師がどのように地域資源を活用するかを理解していなければならないことに気づかされました。

　もしも地域看護の実践経験がなかったら対象者を生活者としてとらえることはできず、地域資源の活用の重要性を感じることはなかったように思います。それは、受けてきた看護教育（病院で受けた教育も含め）とその後の看護実践が病院のみだったことも影響していると考えます。私のように、病院勤務して

いる看護師スタッフにとっては、患者が地域の中で暮らすことをイメージするのは簡単なことではありません。そのため、病院内の看護教育における課題のひとつに、社会の動向に基づき地域とのつながりを形成し、退院支援に生かせる教育の実行を掲げている管理者も多いのではないかと考えます。

　ぜひとも、貴施設の看護教育では、看護師スタッフが患者を生活者としてとらえ、患者が疾患や障害をもちながらも地域で生活が継続できるような看護教育環境を整えていただきたいと考えます。それが最終的に、より良い退院支援に結びつくことになります。本稿が、貴施設のクリニカルラダーに患者の生活を踏まえた退院支援の要素を組み込む一助になれば幸いです。

患者を生活者としてとらえ退院後の生活をイメージする

　2017年、文部科学省は、看護教育モデル・コア・カリキュラムの「生活者としての人間理解」の中で、「生活者としての成長・発達の課題を理解することを通して生活を支援する看護の視点を学ぶ」と明記しています[3]。つまり、患者を生活者としてとらえ疾患が生活にもたらす影響を考慮し、退院後の生活を見すえて支援することが求められているといえます。

　では、患者を生活者としてとらえるには、どのような経験が必要なのでしょうか。おそらく地域看護の実践経験者の多くは、生活者としてとらえることの意味が理解できると考えます。しかし一方で、病院での看護経験なくしては地域看護で求められる判断力や応用力を培うことは困難ともいえます。このため現時点では、病院での看護実践を経て地域看護の実践経験を持ち、再び病院で勤務している看護師は少数派といえます。

　これらのことを踏まえ、地域看護の実践経験を持つ看護師の思考過程をなぞる機会を提案します。それは実際に地域看護の実践経験を持つ看護師に個人的な体験を語ってもらう方法です。貴施設に地域看護の実践経験者が少ない場合は、実践者をゲストスピーカーとして招いてもよいかもしれません。とりわけ、その中に病院での看護経験から地域看護に移行した際の失敗談などがあると、地域看護の実践経験がない看護師たちも共感できるとともに、相手の思考過程を理解しやすくなります。それに加えて、患者の退院後の生活を実際に見る場を設けていただくことも効果的だと考えます。たとえば、退院後に入居するサービス付き高齢者住宅や利用するデイケア、特別養護老人ホームなどに足を

運んでみることをお勧めします。看護師たちの中には名称は知っていても、どのような特徴やどのような支援が提供されているかを理解している人は少ないように感じます。そして、そこにいる方たちは、誰かの父親や母親であり、そして誰かの祖父や祖母、誰かの兄弟姉妹で、誰かの友人であることを感じ取ってもらいたいと思います。当然のことですが対象者は、いきなり80、90歳になったわけではなく、80年のもの間の生活史を持っている方です。その生活史がその方を形成しているといっても過言ではありません。つまり、その生活史の中に退院支援を行ううえでのヒントが隠れているといえます。

患者の強みに焦点を当てて退院後の生活につなげる

　疾患や障害を有する前にスポーツをしていた方やトレーニングジムの利用経験者であれば、デイケアの中でもマシーントレーニングのプログラムを取り入れた施設利用の提案もよいかもしれません（写真1）。一方、手先が器用な方や趣味をお持ちの方には、デイサービスの中でも利用者の意思を尊重したアクティビティーや個人の趣味を取り入れた作品づくりが楽しめる施設利用の提案も必要です（写真2）。また、お喋りが好きな方には、嚥下機能の維持や認知症予防のためにも他者との交流時間が取れるデイサービスなどの選択が利用継続につながることもあります。サービス付き高齢者住宅の中でも、料理教室や外出などのイベントを数多く開催し、意図的に他者との交流の時間を設けているところもあります（写真3）。そして、疾患を有しつつもシルバー人材センターなどで活躍されている方も少なくありません（写真4）。

　そこで注目してほしいことは、患者の強みです。とかく看護の中では、「看護問題」の言葉に象徴されるように患者の問題点に注目する傾向があります。このため、対象者が高齢者の場合、加齢変化に加え疾患や障害を有するとすべてが看護問題になり得るかと考えますが、患者の持てる力に焦点を当てることを提案します。患者が望む姿や望む生活、患者のプラスの側面にも焦点を当てることは、退院後の地域生活の継続につながります。私がかつて行っていたような、単に病院の次の生活場所を決める退院支援ではなく、地域で生活を継続できるよう患者を生活者ととらえ、強みに焦点を当てたアプローチを看護師のみなさんに行ってもらうことを願います。

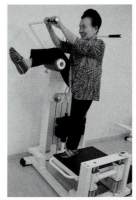
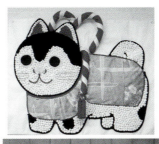
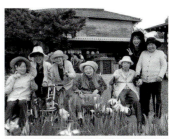
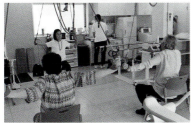
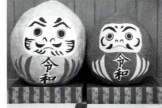
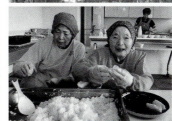

写真1 マシーントレーニングの
プログラムの例

写真2 アクティビティーや
趣味の作品の例

写真3 サービス付き高齢者住
宅での交流の様子

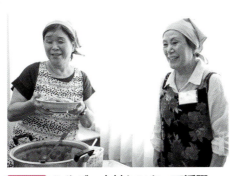

写真4 シルバー人材センターで活躍
する人たち

クリニカルラダーに患者の生活を踏まえた退院支援を組み込む

　「病院管理者のマネジメントラダー　日本看護協会版」の目的には、「地域包括ケアシステムが構築される中、病院看護管理者には自病院のみならず地域まで視野を広げた看護管理を行うことが求められる」と示されています[4]。そして、マネジメントラダーレベルⅢの人材育成能力の中には「地域で必要とされる人材の育成に参画することができる」とあります。また、レベルⅣでは「地域の看護人材の育成に関する課題を明確にし、その課題を踏まえた育成方策の立案及び育成の支援を行うことができる」とあります[4]。

そこで、前述した内容を踏まえて、管理者のみなさまには、クリニカルラダーV[5]の「ニーズをとらえる力」として、患者やその家族が退院後に望む生活や思い描いている生活の把握ができる力を持つ看護師の育成を望みます。そして「協働する力」では、看護師スタッフが患者の退院後の生活の場に足を運ぶことで生活の場を理解するとともに、病院外の多職種とも連携を図る機会を提供していただきたいと考えます。さらに、自施設が位置する地域を理解するために地域資源の把握を含めた地域分析が行える教育こそが、地域に根ざした退院支援につながります。「意思決定を支える力」では、患者が地域での生活が継続できるように、患者の強みを生かした退院後の生活の場を複数提案できることを求めます。人材育成の場を病院内に限らず、地域をも含めていただくことを切に願います。

●引用文献

1) 総務省統計局. 日本人の平均寿命. https://www.stat.go.jp/（2019年7月28日閲覧）
2) 厚生労働省. 地域包括ケアシステム.
   https://www.mhlw.go.jp/stf/seisakunitsuite/bunya/hukushi_kaigo/kaigo_koureisha/chiiki-houkatsu/（2019年7月28日閲覧）
3) 大学における看護系人材養成の在り方に関する検討会. 看護学教育モデル・コア・カリキュラム～「学士課程においてコアとなる看護実践能力」の修得を目指した学修目標～. 2017.
   http://www.mext.go.jp/component/a_menu/education/detail/__icsFiles/afieldfile/2017/10/31/1217788_3.pdf（2019年7月28日閲覧）
4) 公益社団法人日本看護協会. 病院看護管理者のマネジメントラダー　日本看護協会版. 2019.
   https://www.nurse.or.jp/home/publication/pdf/guideline/nm_managementladder.pdf（2019年7月28日閲覧）
5) 公益社団法人日本看護協会. 看護師のクリニカルラダー（日本看護協会版）. 2016.
   https://www.nurse.or.jp/home/publication/pdf/fukyukeihatsu/ladder.pdf（2019年7月28日閲覧）

第4章

マネジメントラダーの作成・運用・評価

1 「JCHO看護管理者マネジメントラダー」の開発と作成

人間環境大学　看護学部看護学科　看護管理学　講師／キャリアデザイン支援室長　兼　実習センター長
加藤由美

独立行政法人地域医療機能推進機構（JCHO）本部　研修センター　看護研修課　看護研修専門職
企画経営部　患者サービス推進課　看護専門職（併）　**開保津貴子**

　独立行政法人地域医療機能推進機構で「JCHO看護管理者マネジメントラダー」の開発に携わった経験から、開発の経緯について解説します。

開発に向けての経緯（加藤）

　独立行政法人地域医療機能推進機構（以下、JCHO）は、2014年4月に社会保険病院、厚生年金病院、船員保険病院の3団体が改組し、統合した新しい組織であり、ようやく発足5年を終えました。
　JCHOの使命は、地域医療、地域包括ケアの要となり、地域において必要とされる医療・介護の確保を図り、超高齢社会における地域住民の多様なニーズに応え、地域住民の生活を支援することです。看護管理者は組織の使命を実現するためにも有能な看護管理者を育成する必要があり、能力開発は重要です。このため、JCHOとして看護管理者が備えるべき標準的な能力を明確化し、段階別指標の開発と次世代を担う看護管理者のキャリア発達を支援する体制の確立に早急に取り組む必要性がありました。そこで2016年12月より、JCHO看護管理者マネジメントラダーの開発を進めてきました。

看護管理者のマネジメントラダー開発の意義

　看護管理者のマネジメントラダーの開発とその活用は、組織における看護サービス提供の質向上に寄与し、また、昇任や施設間の異動など人的資源活用の参考資料となります。さらに、キャリアパスはJCHO看護職者がJCHOで就業し続けるための一連の看護業務経験やJCHO看護職者が目指すキャリア開発を示し、職位および職務経歴とその順序、配置換えや異動のルートなどを明確化したものであり、今後、JCHO独自のものが必要だと考えました。これらのマネジメントラダーの開発およびキャリアパスの作成は、看護管理実践能力の質の保証、ラダーごとの役割の明確化、適切な処遇等に活用できます。さらに、

JCHOクリニカルラダーの再検討にも取り組み、JCHOで働く看護職のキャリア開発の仕組みの確立を目指すことになりました。

開発当初の現状

JCHOに改組される前団体では、看護管理者の能力の指標がそれぞれ独自の内容で示されていました。前団体で多くの病院が所属していた社会保険病院では、看護職の役割等級基準、看護職の役割等級と対応する「役割定義書」が示されていました。そこでは、役割に応じた「成果指標」と「看護実践到達目標」がバランススコアカード（BSC）の4つの視点で作成され、現場で多くの看護管理者の指標となっていました。また、同様に厚生年金病院では、「厚生年金病院看護基準集」には、各職位の役割とあるべき姿を明確に示されていました。しかし、改組後これらの指標は活用されていない状況でした。

次ページ図1は、開発時のJCHOの看護管理者の状況を示したものです。認定看護管理者の養成について、JCHOでは前組織団体のときから認定看護管理者教育課程のセカンドレベル、サードレベルを開講していました。

取り組みにあたって、用語の定義は次ページ表1のとおりです。

開発の目的は、「JCHOの使命を実現するために、看護管理者が備えるべき標準的な能力を明確化し、看護管理者のキャリア発達を支援するツールであるマネジメントラダーを作成する」としました。

目標は以下の3つです。
1．JCHOにおける看護管理者が備えるべきコア能力および構成要素を示す。
2．段階の設定およびレベルごとの定義を示す。
3．レベルごとの行動目標を設定する。

作成までの工程

JCHO本部の看護専門職会議をワーキンググループとし、じっくりと時間をかけて取り組んでいきました。ここからは、それぞれの工程について説明していきます。

❏ STEP 1　マネジメントラダー開発に向けてのキックオフ

ここでは、前述で説明した開発の経緯と意義を明確化し、共有しています。

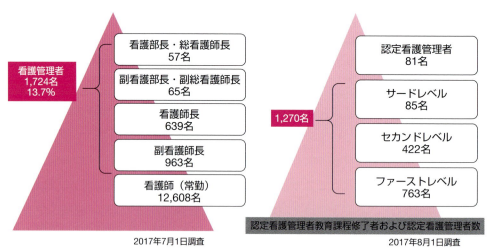

図1 JCHO看護管理者の状況

表1	用語の定義
マネジメントラダー	看護管理者の看護管理能力の習熟段階を標準化し、指標で示したもの
キャリアパス	看護職者がJCHOで就業し続けるための一連の看護業務経験やJCHO看護職者が目指すキャリア開発を示し、職位および職務経歴とその順序、配置換えや異動のルートなどを明確化したもの
コア能力	看護管理者が備えるべき標準的な能力をまとめた核となる能力
構成要素	コア能力を構成する力
デルファイ法	多数の人に同一のアンケート調査を繰り返し、回答者の意見を収れんさせる調査方法

また、ワーキンググループ（看護専門職会）を発足しました。

STEP 2　コア能力の検討

看護管理能力、コンピテンシー等の文献検討を行い、JCHO看護管理者が備えるべきコア能力を7つ設定しました。

STEP 3　ラダーの構造とコア能力を構成する要素（力）の検討

ワーキンググループメンバー全員で7つのコア能力を構成する要素（力）を文献検討し、書き出す作業を行いました。

表2 ラダーレベル区分（途中経過）

レベルの区分	管理Ⅰ	管理Ⅱ	管理Ⅲ	管理Ⅳ
レベルの定義	必要時、支援を受けながら部署の看護管理が実践できる	社会・看護の動向をとらえ、病院運営方針に基づいて部署の看護管理が実践できる	社会・看護の動向をとらえ、病院の運営方針に基づいて客観的・長期的展望に立って看護部門の管理運営を補佐できる	社会・看護の動向をとらえ、病院の運営方針に基づいて客観的・長期的展望に立って明確化し実践できる
相当する職位	副看護師長	看護師長	副看護部長	看護部長

❏ STEP 4　ラダーレベルの決定

　レベルの区分の表記をどうするのか、レベルごとのどこまでを求めるのか各段階のレベルの考え方、職位を明確に示すかどうかなど検討し、レベル区分を「管理Ⅰ」「管理Ⅱ」「管理Ⅲ」「管理Ⅳ」と4段階で表し、表2に示す定義を明確にしました。ここでいちばん議論したのが、「職位」を表記するのかという点でした。ラダーとは看護管理能力の習熟段階を示すものであり、職位による役割や職務内容を明記するものではないことを迷いましたが、おおよその目安として示すこととなりました。なお、この表2は途中経過のものであることを申し添えます。

❏ STEP 5　構成要素（力）の整理

　構成要素の抽出には時間をかけ、何度も協議を進めました。地区事務所の看護専門職らによって、これまでの看護管理経験から、必要だと考える要素が数多くあげられていましたが、96要素に集約しました。

❏ STEP 6　構成要素の再検討、再抽出

　これまでの経過を踏まえ、本部で勤務する看護管理者9名でフォーカスグループインタビューを60分間の時間で実施しました。現在ある概念枠組みにとらわれずに看護管理実践に必要な能力が何かを自由に発言することをねらいとし、60分間討論しました。このことは、参加者が現場での看護管理実践を具体的に多く語る機会となりました。討論の内容は参加者の同意を得て録音した

表3 7つのコア能力（途中経過）

能力	定義
目標管理能力	・組織目標に基づき、担当部門の目標を明確化し、戦略を立て達成する能力 ・組織の目標を達成するため、人的、物的、資金、情報、時間等の資源を有効活用し、成果に結びつける能力
経営参画能力	・社会の動向を把握したうえで、変動する社会の中で新たな看護を創造する能力 ・組織の経営状況を把握し、健全経営に貢献する能力
ケアの質評価・改善能力	保健医療福祉組織におけるケアの機能と活動のあり方について理解し、ケアの質を継続的に改善する能力
連携・協働能力	保健医療福祉チームの一員として、チーム医療における役割を理解し、組織として協働し、ケアの質の継続性を保証するために必要な連携をしていく能力
キャリア開発能力	看護職員などのキャリアニーズの把握とキャリア発達を支援し、組織の発展のためのキャリアを開発する能力
安全管理能力	看護職員などが安全マネジメントとしての医療事故防止対策や安全環境管理、感染予防対策を理解し、そのために必要な行動をとることができる能力を育成し、組織的に安全管理を遂行する能力
倫理的意思決定能力	社会的価値基準、看護者の倫理綱領を踏まえて、組織における倫理的意思決定ができる能力

後、逐語録として117文節をデータ化し、そこから80の構成要素を抽出しました。看護管理経験に基づく多くの語りは、それぞれの思いや考えを聞くよい機会となりました。

❏ STEP 7 構成要素を再整理し、決定

ワーキングの小グループ4名の担当者で、地区事務所看護専門職が抽出した96要素と本部職員が抽出した89要素から類似性、共通性のある用語を整理し、60の構成要素を決定しました。

❏ STEP 8 コア能力の定義の決定

暫定的に7つのコア能力を決め、経過してきましたが、これまでのプロセスを踏まえて表3のように定義を作成しました。この表3も途中経過のものです。

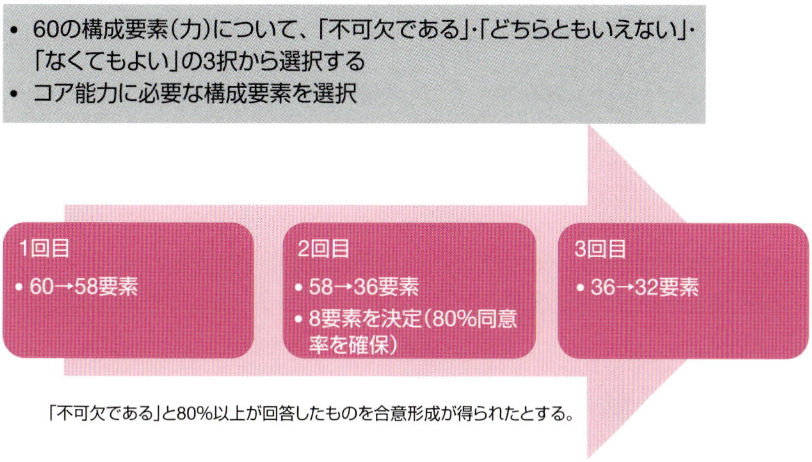

- 60の構成要素（力）について、「不可欠である」・「どちらともいえない」・「なくてもよい」の3択から選択する
- コア能力に必要な構成要素を選択

1回目	2回目	3回目
・60→58要素	・58→36要素 ・8要素を決定（80%同意率を確保）	・36→32要素

「不可欠である」と80%以上が回答したものを合意形成が得られたとする。

※コア能力と構成要素の同意率と選択した理由の内容をすべてフィードバックし、次の調査に反映させた

図2 デルファイ法の実際

STEP 9　マネジメントラダー作成にかかる調査の実施

　ワーキンググループで作成したコア能力と構成要素について、JCHO57病院の看護管理者を対象に調査することとしました。開発の経緯、目的、これまでの経過、開発までの手順と方法を文書で説明し、調査を行いました。調査はデルファイ法を用いて、JCHO看護管理者が備えるべき不可欠な能力を抽出していきました（図2、次ページ表4）。

　デルファイ法とは、集団の意見や知見を集約し、統一的な見解を得る手法のひとつです。回答者に同一の設問を3回、回答してもらいます。2ラウンド以降の調査では、前回の調査結果として、各回答の分布とその理由を回答者にフィードバックします。回答者は全体の意見の傾向を見ながら、設問の課題を再評価することができ、より確信度を得ることができます。また、繰り返すことにより多数の専門家による、ある程度収束した組織的な見解を得ることができます。

　JCHOの看護管理者には、認定看護管理者、認定看護管理者教育課程を修了した者も多く、各々の経験と知識により、集約されたJCHOの看護管理者が備えるべき能力の予測の正確度が高いと考えました。また、合意形成を得ていく

表4 マネジメントラダー作成にかかる調査の概要

(調査対象)
- JCHO57施設、看護部長に調査を依頼し、同意の得られた看護部長・総看護師長
- 調査対象となった看護部長の下で勤務するすべての副看護部長に調査を依頼し、同意の得られた副看護部長
- 認定看護管理者

(調査内容)
属性：職位、認定看護管理者資格の有無、認定看護管理者教育課程の修了状況
項目：7つのコア能力と構成要素60項目を「不可欠」「どちらちもいえない」「なくてもよい」の3択で選択

(分析方法)
デルファイ法を3ラウンド実施
【第1ラウンド】調査結果から不可欠項目を明確にし、「どちらちもいえない」「なくてもよい」を選択した理由について内容の類似性に基づいて、整理
【第2ラウンド】1ラウンドで得られた項目における3択の同意率と「どちらちもいえない」「なくてもよい」を選択した理由の分析結果を示す。2ラウンド以降の調査結果の分析は、不可欠である項目を更に明確にすることを目的とし、「不可欠」を選択した理由について内容の類似性に基づいて、整理する。
【第3ラウンド】第2ラウンドと同様の方法で行う。

(結果)

回答者の属性	1回目	2回目	3回目
回答数（有効回答率）	139名（100%）	141名（100%）	142名（100%）
本部職員 看護部長 副看護部長 看護師長 未記入	12名 56名 57名 13名 1名	13名 56名 57名 16名 1名	13名 56名 63名 10名 0
認定看護管理者（CNA） （回答者取得率）	79名 (56.8%)	80名 (56.7%)	81名 (57%)
看護管理者教育課程 ・ファーストレベルのみ修了 ・セカンドレベルまで修了 ・サードレベルまで修了	 4名 48名 82名	 3名 40名 89名	 4名 52名 81名

3回、上記対象者から、結果を抽出することができた。回答者のうち、管理実践の経験豊富な看護部長や副看護部長8割、看護管理の教育課程を修了した約57%のCNA取得者から回答を得ることができたことは、看護管理の専門性の高い集団であり、信頼性を高める結果につながったと考える。また、3回の調査を経て、この開発に関わるという意識を生むことができた。

プロセスを踏むことになり、開発のプロセスとその根拠を理解し、活用することにつながります。

　文献レビューによるラダーの構造、コア能力の抽出と段階ごとのラダーレベルの定義の決定にあたっては、本部、地区事務所看護専門職で文献レビューを行い、看護管理者が備えるべき能力（看護管理能力、看護管理に必要な能力、コンピテンシー等の類似するものも含む）の項目を抽出しました。

❑ STEP 10　JNA版マネジメントラダーとJCHO案の照合・比較・検討（開保津）

　2018年10月に日本看護協会が「病院看護管理者のマネジメントラダー　日本看護協会版（案）」に対するパブリックコメントを募集したことを受け、日本看護協会とJCHOの看護管理者マネジメントラダーについて相違の有無と方向性を確認するため開発を一時休止し、公表を待って再開することとしました。

　その後、2019年2月に「病院看護管理者のマネジメントラダー　日本看護協会版」（以下、JNA版）が公表されました。JNA版は、「病院看護管理者が地域まで視野を広げた看護管理を実践するために必要とされる能力を目標として可視化したもの」として開発されていたため、これまで明らかにしてきた「JCHOの使命である地域医療・地域包括ケアを推進するJCHOの看護管理者に求められる能力」と照らし合わせながら作成を進めました。

マネジメントラダーの構成：習得段階

　JNA版とJCHO看護管理者マネジメントラダー案（以下、JCHO案）の習得段階の設定については、ともに4段階で構成され、レベルⅠが主任・副看護師長相当、レベル2が看護師長相当、レベルⅢが副看護部長相当、レベルⅣが看護部長相当という4段階でした。JCHO案作成において、習熟段階に職位を示すことを決めた際、必ずしもその「職位」に求められる能力ということではなく、ラダーを活用する現場がよりイメージしやすくするために表記することにしていました。JNA版でも同様の説明がされており、両者のマネジメントラダーの各レベルに求められる能力の段階・定義には整合性があることが確認できました。

JNA版　能力・定義				JCHOコア能力・定義
				組織管理能力 組織の方針に基づき、担当部署の目標を明確にし、戦略を立てて達成する能力 組織を統括して管理・運営する能力
			組織管理能力 組織方針を実現するために資源を活用し、看護組織をつくる力	**連携・協働能力** 保健医療福祉チームの一員として、チーム医療における看護の役割を理解し、組織として協働し、医療の質の継続性を保証するために連携する能力
				倫理的意思決定能力 社会的価値基準、看護者の倫理綱領を踏まえて、組織における倫理的意思決定ができる能力
		危機管理能力 予測されるリスクを回避し、安全を確保するとともに、危機的状況に陥った際に影響を最小限におさえる力		**安全管理能力** 看護職員等が安全マネジメントとしての医療事故防止対策や安全環境管理、感染予防対策を理解し、そのために必要な行動をとることができる能力を育成し、組織的に安全管理を遂行する能力
	質管理能力 患者の生命と生活・尊厳を尊重し、看護の質を組織として保証する力			**ケアの質評価・改善能力** 保健医療福祉組織におけるケアの質と活動のあり方について理解し、ケアの質を継続的に改善する能力
	創造する能力 幅広い視野から組織の方向性を見出し、これまでにない新たなものを創り出そうと挑戦する力			
人材育成能力 将来を見すえて看護人材を組織的に育成、支援する力				**キャリア開発・人材育成能力** 看護職員等のキャリアニーズの把握とキャリア発達を支援し、組織の発展のためのキャリアを開発する能力
				経営参画能力 社会の動向を把握したうえで、新たな看護を創造し展開するために、組織の経営状況を把握し、健全経営に貢献する能力
			政策立案能力 看護の質向上のために制度・政策を活用および立案する力	**政策立案能力** 看護の質向上のために制度・政策を活用および立案する能力

図3　JCHO看護管理者マネジメントラダー案とJNA版のコア能力の比較

マネジメントラダーの構成：JNA版の6つの能力（カテゴリー）／JCHO案の8つのコア能力

　次に、JNA版が縦軸に6つのカテゴリーで示した「看護管理者に求められる能力」とJCHO案のコア能力に分類を対比させ、その能力名と定義、求められる能力の内容から、構成の違いや、概念が示す範囲等について分析しました（図3）。そして、その主な相違点を4点確認し、JCHO案に修正を加えることとしました。

　両者の大きな相違点の1つ目は、JNA版の示す「組織管理能力」の概念が大きく、JCHO案の「目標管理能力」、「連携・協働能力」、「倫理的意思決定能力」を包含していると考えられた点です。そして、JCHO案の「目標管理能力」の

定義は、組織管理の限局された一部分の表現となっており、看護管理者に必要な組織を運営・管理する能力が網羅できていないと考えられました。そのため、JCHO案の「目標管理能力」を「組織管理能力」に変更し定義も見直しました。ただし、それまでの議論で重要だと考えてきた「組織の目標を達成する能力」の意味合いは、定義と各レベルの能力の部分に明記したかたちでの修正を行いました。JNA版の「組織管理能力」とJCHO案の「組織管理能力」は、能力名は同じでも、その概念の示す範囲と求められる力が違うものという整理をしました。

2つ目は、JNA版の「人材育成力」に該当すると分析したJCHO案の「キャリア開発能力」が、限定的で人材育成として示したい内容が十分に表現されていないと考えた点です。そのため、JCHO案の「キャリア開発能力」を「人材育成・キャリア開発能力」と変更し、定義にも人材育成の視点を加筆して修正しました。単に、JNA版の能力と定義に置き換えるのではなく、開発の経緯の中で、JCHOの看護管理者にとくに重要だと考えてきた「キャリア開発能力」の言葉を残し、定義にも明記したかたちで修正をしました。

3つ目は、JNA版で示されている「政策立案能力」について、JCHO案では十分に表現されていなかった点です。この点について、JNA版「政策立案能力」の定義や各レベルで求められる能力を鑑み、この能力は、今後も変化する保健医療福祉環境において看護管理者に必要であると考え、JCHO案のコア能力として追加しました。

そのほか、JNA版の「質管理能力」と「創造する能力」が、JCHO案の「ケアの質評価・改善能力」に該当し、JNA版の「危機管理能力」がJCHO版の「安全管理能力」に該当する能力だと分析しました。また、JCHO案の「経営参画能力」は、JNA版に明確に該当する能力はなく、独立行政法人であるJCHOのオリジナリティの高い能力であると考えました。

❏ STEP 11　JNA版との対比を通して修正したJCHO案について、「構成要素」と「求められる能力」の見直し

構成要素の用語の定義づけ

JCHO案の新たなコア能力と定義・求められる能力に応じ、その能力を獲得するために必要な力（構成要素）を見直すために、あらためて要素の定義づけ

を確認しました。見直しの対象とした要素は、看護部長・副看護部長・認定看護管理者の資格を有するその他の看護管理者を対象とした3回のデルファイ法から導き、さらに本部で検討を重ねて抽出した30の構成要素です。定義づけの方法としては、辞典、看護管理テキスト、先行研究文献、デルファイ法での調査時の自由記載回答から生成しました（表5）。

そして見直しの過程で、各構成要素の概念が示す範囲の差が大きく、どのコア能力にも必要と考えられる要素と、複数の要素が複合されている要素、マネジメント・プロセスでの段階が異なる要素が混在していると考えられました。同様の意見がデルファイ法調査の時点で複数の看護部長から寄せられたこともあり、要素の定義を明確にするとともに、要素間の関係と、各要素がコア能力の発揮にどのように関連しているかについての考えを示す必要があると考えました。

そこで、各要素が、コア能力を発揮した看護管理を実践するうえで、内在する思考部分のものか、具体的行動に表在するものか／遍在／抽象的なものか、特定／具体的なものかという二側面で分析しました。そして、各要素が持つ意味を視覚的に把握しやすいよう、2軸で構成された枠組みに分類しました（134ページ図4）。その過程で、複数の要素が複合していると考えられた「医療事故分析力」「経営分析力」は、具体的かつ限定的な概念であり、他の要素に包含するものとして整理できると考えて削除しました。さらに「コーチングスキル」は「動機づける力」における手法と整理して削除しました。「自己啓発力」は、自己研鑽を図る内容であり、他者の育成に携わる管理者に必要な能力には該当しないと考えて削除しました。結果として、構成要素は30から26要素に整理しました。

コア能力を構成する要素の表記の検討

デルファイ法を用いた調査の結果から分類された各コア能力を構成する要素について、各要素の定義と、2軸を用いたコア能力構成要素の分類をもとに見直しました。その際、文献や調査時に各施設の看護管理者から自由記載で収集した意見を鑑みながら分析しました。

結果、2軸を用いたコア能力構成要素の分類で、看護管理者に内在し、看護管理を実践する際の思考（インプット）に分類された9要素は、<u>すべてのコア能力の獲得に必要な要素</u>として整理しました。「内在要素」として、すべてのコア能力に係るよう表記しました。また、同様に2軸を用いた分類で、思考（イ

表5 コア能力を構成する要素の定義

1) 管理者に内在し抽象的思考を構成する要素

	構成要素	定義
1	俯瞰力	より高次の視点から、大局的に事象の全体像を把握する力
2	意思決定力	複数の選択可能な手段の中から、組織として最適なものを選び決断する力
3	概念化力	さまざまな出来事や状況に共通する特徴や関係性を見抜き、本質をとらえて言語化する力
4	分析力	複雑な事象について、構成要素への還元や再構成を行い、より深い理解に到達する力
5	判断力	事象に関する情報を統合し、その真偽や善悪に関する結論を導く力
6	論理的思考力	根拠を踏まえながら体系的に筋道を立てて考える力(どのような思考過程を経てその結論に至ったかを、誰でも理解できるよう明確に説明するために必要となる力)

2) 管理者に内在し具体的思考を構成する要素

	構成要素	定義
1	情報処理力	直接観察もしくは報告されたデータを取捨選択し、より共有・活用しやすい形に加工・変換する力
2	企画立案力	組織の問題点や課題を発見し、それに対する的確な戦略(具体策)を示し、その実施に向けた道筋をつける力
3	評価力	組織および個人の成果や能力を、基準を用いて客観的に測定する力

3) 内在する要素を基盤として指揮する要素

	構成要素	定義
1	指導力	組織目標の達成に向け、組織の構成員を教え導き、その能力や組織全体としてのパフォーマンスを向上させる力
2	統率力	明確なビジョンや目標を掲げ、その達成のためにリーダーとして組織を1つにまとめ率いる力
3	動機づける力	目標とするものに向かって方向づけ、支え、自発的な行動を促す力
4	ファシリテーション力	集団的な議論や問題解決の場において、発言や参加を促すとともに状況を整理し、集団としての意思決定や合意形成を俯瞰的な立場から支援する力
5	交渉力	互いの目的や利害関係を踏まえ、WIN-WINの関係に折り合えるよう相手と対話し、合意形成を行う力
6	調整力	関係者それぞれの立場・状況の違いを考慮しながら、協働するための場や条件を整える力
7	推進力	職員の自発的行動を促し、組織の発展・成熟や目標達成へと推し進める力
8	変革力	社会や人々のニーズの変化に対応し、より良い方向へ組織を変化させる力
9	コミュニケーション力	言語的・非言語的な手法を用いて、効果的に情報を伝え合い、良好な関係を構築・維持する力
10	プレゼンテーション力	状況に即した効果的な話し方や資料の活用により、事実や主張を相手にわかりやすく伝える力

4) 内在する要素を基盤として組織化・統制する要素

	構成要素	定義
1	人材育成力	組織を活性化させ看護の質を保証するために組織的に人材を育成・支援する力
2	人材活用力	組織を活性化させ看護の質を保証するために限られた人材を個々の力に応じた適材適所に配置し、個人の持つ能力を最大限に発揮させる力
3	業務管理力	業務の効率化・適正化に向けて課題を明確にし、計画・統制・再配分を行う力
4	ケアの質管理力	患者の生命と生活、尊厳を尊重し、ケアの質を組織的に担保し、維持・向上・改善する力
5	経営管理力	組織の理念・方針の実現に向け組織経営に関する課題を明確にし、計画・統制・改善する力
6	危機管理力	医療事故や災害、情報セキュリティトラブルなどの危機に対し、組織の果たすべき機能が破綻しないよう、事前の準備や適切な対処によって、被害を回避もしくは最小限に留めることができる力
7	問題解決力	正しく現状を把握し、組織があるべき姿(目標)と現状(業績)とのギャップ(問題)と原因を明らかにし、その問題を解決する力

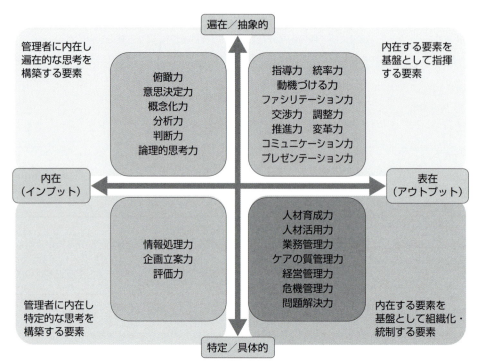

図4 2軸を用いたコア能力構成要素の分類

ンプット）を基盤として「指揮する要素」、「組織化・統制する要素」に分類された17要素について、デルファイ法調査の結果を反映した分類について、コア能力の定義や獲得するべき能力との整合性を確認し、「表在要素」として各コア能力の枠に表記しました。

STEP 12　各段階で獲得すべき能力の作成

　JCHO案の各段階で獲得すべき能力は、JNA版の「各段階で獲得すべき能力」を活用して作成しました。

　まず、JNA版の「各段階で獲得すべき能力」を、JCHO案のコア能力の示す範囲・定義・構成要素・段階との整合性を1つひとつ確認しながら、JCHO案の構成に合わせて再分類しました。そのうえで、とくにJCHOの看護管理者に求められる能力については、その具体的内容を追加して修正しました。さらに、JNA版では表現されていない「経営参画能力」や「倫理的意思決定力」「連携・協働能力」などの「各段階で獲得すべき能力」を追加しました。また、JCHO

病院だけでなくJCHOの介護老人保健施設や訪問看護ステーションなどで勤務する看護管理者も活用できるよう加筆・修正しました。

❑ STEP 13　JCHO案について、各病院の看護管理者の意見を反映して完成

JCHOは介護老人保健施設26と訪問看護事業所30を併設する57病院のグループです。本部が主導となり、各病院の看護管理者とともに作成したJCHO看護管理者マネジメントラダーが、現場でより活用できるものとなるよう、開発の最終段階で、再度、現場の意見を反映したいと考えました。意見を募集する対象は、各病院の看護部長、副看護部長、認定看護管理者資格を持つその他の看護管理者としました。

意見を募る際は、作成したJCHO案と、改めてマネジメントラダー開発の目的、作成したJCHO案の特徴、活用の対象、開発の経緯をまとめて添付し、各病院の看護管理者に理解してもらえるよう工夫をしました。

結果として、35施設の看護管理者から質問や意見があり、開発過程に参画していたぶん、関心が高まったのではないかと考えられました。意見としては、「JCHOの看護管理者に求められる能力とそれを獲得するために自己研鑽すべき内容がよくわかる」という意見もあれば、「コア能力や構成要素の抽出過程がよくわからない」「構成要素は何のために表記するのか」など、活用するうえで理解が難しいという意見などさまざまでした。すべての意見は、現場で活用できるマネジメントラダーにするうえで大変貴重なものです。本部内では寄せられたすべての意見について1つずつ検討し、JCHO案と説明文書に加筆修正しました。

修正内容は、レベルの定義、コア能力の定義、構成要素の分類、各段階で求められる能力の内容・文章など30箇所に及びました。また、本部での検討において、意見を反映した理由、反映しなかった理由が読み解けるよう、Q&Aや修正した箇所の変更履歴を表示したラダー表も作成して、JCHO看護管理者マネジメントラダー（次ページ表6）とともに発出しました。

マネジメントラダーの運用について（開保津）

JCHOの57病院は、北海道から九州まで広く日本全国に位置しているため、

表6 JCHO看護管理者マネジメントラダー（2019年8月30日）

JCHOコア能力・定義、構成要素		JCHOのレベルと定義	管理Ⅰ	管理Ⅱ
JCHOコア能力・定義	構成要素		社会・医療・看護の動向をとらえ、上司の支援を受けながら担当する部署の看護管理を実践できる	社会・医療・看護の動向をとらえ、自施設の運営方針に基づいて担当する部署の看護管理を実践できる
	内在要素	表在要素	副看護師長	看護師長
組織管理能力 組織の方針に基づき、担当部署の目標を明確にし、戦略を立てて達成する能力 組織を統括して管理・運営する能力	俯瞰力・意思決定力・概念化力・分析力・判断力・論理的思考力・情報処理力・企画立案力・評価力	動機づける力 指導力 変革力 問題解決力 推進力 統率力 人材活用力	自部署の方針の策定に参画し、自部署全体に浸透させることができる	看護部門の方針を理解した上で、自部署の方針を策定し、自部署全体に浸透させることができる
			自部署の資源（ヒト、モノ、カネ、情報、時間等）を把握することができる	自部署の資源（ヒト、モノ、カネ、情報、時間等）を評価・整備し、有効活用することができる
			自部署の労務管理上の問題に対し、法令や規程に沿った初期対応を実施することができる	自部署の労務管理上の問題に対し、法令や規程に沿った組織的な再発予防策を立案・実施することができる
ケアの質評価・改善能力 保健医療福祉組織におけるケアの質を継続的に評価し改善する能力		変革力 推進力 問題解決力 ケアの質管理力 人材育成力 業務管理力 人材活用力	看護に関するデータの中から自部署の看護実践の改善に必要なデータを選別し活用することができる	自部署の看護実践についてデータを活用して可視化し、評価・改善することができる
			自部署の手順・基準などの見直しを提案し実践することができる	自部署の手順・基準などを整備し、標準化・効率化を推進することができる
			自部署の看護実践の改善に向けてスタッフを主導することができる	個々のスタッフの看護実践能力を考慮した勤務体制をとり、看護の質を保証することができる
			慣習にとらわれず新たな看護サービスの提供方式・方法を提案し実践することができる	新たな看護サービスの提供方式・方法を創造し、スタッフとともに実現に向けた行動をとることができる
				自部署のケアの質保証のためにスペシャリストの活用を推進することができる
				地域に共通の保健医療福祉サービスの課題を想定し、課題解決に向け調整することができる
				医療・看護の動向や地域の状況などに関する情報を活用し、自部署および地域の看護ニーズの変化を予測し対応することができる
キャリア開発・人材育成能力 看護職員などのキャリアニーズの把握とキャリア発達を支援し、組織の発展のためのキャリアを開発する能力		人材育成力 人材活用力 動機づける力	自部署のスタッフを育成する体制を整備することができる	個々のスタッフのキャリア志向を把握し、計画的な指導・助言によりキャリア発達を支援することができる
			スタッフの看護実践能力を把握し、個々の目標達成にあわせた支援・動機づけをすることができる	個々のスタッフの能力や可能性を見出し、機会や権限を与え、成長を支援することができる
			外部からの実習・研修の受け入れに際し、学習環境を教員などとともに調整することができる	外部からの実習・研修を受け入れるための自部署での指導体制を構築することができる
安全管理能力 災害等を含む危機的状況に対し、即時に対応するとともに影響を最小限に抑えるため、組織的な安全管理体制を整備し対応する能力 事故や問題の予防・再発防止に効果的に取り組む能力		統率力 推進力 問題解決力 人材育成力 危機管理力 ケアの質管理力 業務管理力	自部署の作業環境において、業務上の危険要因を把握し、予防と対策を提案することができる	自部署における業務上の危険要因への予防と対策を行い、スタッフが自分自身の安全や健康を大切にするための働きかけができる
			事故や問題（暴力を含む）に対し、未然防止や再発防止の視点をもって業務プロセスを見直し、部署内の改善を徹底することができる	自部署に関連する事故や問題のリスクを分析し、予防を講じることができる
			事故や問題（暴力を含む）が発生した際、支援を受けながら経過に即した対応策を考え、スタッフが院内の対応策に則り行動するよう指揮することができる	事故や問題（暴力を含む）が発生した際、自部署の対策を判断しマネジメントすることができる
			災害時に行動できるように、自部署の患者とスタッフの安全を確保するための対応策を立案し、災害発生に備えることができる	自部署で発生した事故や問題の原因究明を行い、再発防止策を立案し、継続的にモニタリングすることができる
				災害時に行動できるように、自部署の患者とスタッフの安全を確保するための対応策の立案とスタッフへの教育を行い、災害発生に備えることができる
				自部署における安全文化の醸成をはかることができる

管理Ⅲ	管理Ⅳ
会・医療・看護の動向をとらえ、自施設の運営方針に基づいて客観的・期的展望に立ち、地域を視野に入れた看護部門の管理運営を補佐できる	社会・医療・看護の動向をとらえ、自施設の運営方針に基づいて客観的・長期的展望に立って病院運営に参画し、地域を視野に入れた看護部門の管理運営を実践できる
副看護部長	看護部長
護部門の方針の策定に参画し、看護部門全体に浸透させることができる	自施設の管理・運営に関するミッションに照らして課題を明確にし、病院経営陣の一員として改善策を考え、行動することができる
部署の資源（ヒト、モノ、カネ、情報、時間等）の整備を支援し、看護門の資源整備と運営に参画することができる	部門全体の資源（ヒト、モノ、カネ、情報、時間等）を整備し、看護部門を統括的に管理・運営することができる
護部門の労務管理上の問題に対し、法令や規程に沿った対応や再発防止を徹底できるよう指導することができる	自施設の労務管理上の問題に対する組織的な体制を整備することができる
施設の看護実践についてデータを活用して可視化し、継続的に評価するステムを構築することができる	自施設の看護実践についてデータを活用して可視化し、継続的に評価するシステムを構築することができる
部署が看護実践を継続的に評価・改善できるよう支援することができ	地域全体で継続的に看護の質を保証するための方策の立案・実施に参画することができる
切な人的資源の確保に向けた活動ができる	適切な人的資源を確保し、看護の質を保証することができる
療・看護の動向や地域の状況などを踏まえ、新たな看護サービスの提供式・方法を創造することができる	医療・看護の動向や地域の状況などを踏まえ、新たな看護サービスの提供方式・方法を創造し、主導することができる
域・自施設のケアの質を保証できるようスペシャリストを横断的に活するシステムを構築できる	地域・自施設のケアの質を保証できるようスペシャリストを横断的に活用するシステムを構築できる
域のニーズを把握し、必要な看護サービスを他施設の看護管理者と協働て整備するための方策を提案することができる	地域のニーズを把握し、必要な看護サービスを他施設の看護管理者と協働して整備することができる
護部門のスタッフを育成する体制を整備することができる	自施設の人材育成に関する方針を策定することができる
域で必要とされる人材の育成に参画することができる	地域の看護人材の育成に関する課題を明確にし、その課題を踏まえた育成方策の立案および育成の支援を行うことができる
部からの実習・研修の受け入れに際し、教員などと課題や方針を共有看護部門における指導体制を構築することができる	外部からの実習・研修を受け入れるための自施設の体制を整備することができる
護管理者に対して、管理者としての成長を支援することができる	看護管理者に対して、管理者としての成長を支援し活用できる
護部門における業務上の危険要因への対策や健康づくりの仕組みを構、スタッフが健康で安全に働けるよう環境を整備することができる	病院経営陣の一員として施設全体の業務上の危険要因への対策を講じるとともに、自施設のすべてのスタッフの安全確保や健康づくりの支援に参画することができる
護部門に関連する事故や問題に対して、リスクを分析し、予防および再止のための対応策を立て、実施に向けて各部署への支援・実施状況の価をすることができる	看護部門に関連する事故や問題に対して、リスクを分析し、予防および再発防止のための対策を立て、実施に向けて各部署への支援をするとともに実施状況の評価をすることができる
護部門に関連する事故や問題（暴力を含む）が発生した際、重大性や影を踏まえて対応するとともに、当該部署が機能するために支援することできる	自施設における危機管理のための体制整備に参画し、重大事案が発生した際には、危機管理の責任者とともに組織としての対応方針の決定に参画することができる
施設における危機管理のための体制整備に参画することができる	地域全体のリスクを関係各所と共有し、危機管理のための対策の立案・実施に参画することができる
害時に行動できるように、地域における自施設の役割を把握し、災害発時に限られた資源で遂行できるよう看護部門の対応策を立案し、災害発備えることができる	災害時に行動できるように、地域における自施設の役割を把握し、災害発生時に限られた資源で遂行できるよう自施設の対応策を立案し、災害発生に備えることができる

第4章 マネジメントラダーの作成・運用・評価

表6 つづき

JCHO コア能力・定義、構成要素	JCHO のレベルと定義		管理Ⅰ 社会・医療・看護の動向をとらえ、上司の支援を受けながら担当する部署の看護管理を実践できる	管理Ⅱ 社会・医療・看護の動向をとらえ、自施設の運営方針基づいて担当する部署の看護管理を実践できる
経営参画能力 社会の動向を把握した上で、新たな看護を創造し展開するために、組織の経営状況を把握し、健全経営に貢献する能力		統率力 交渉力 プレゼンテーション力 推進力 変革力 経営管理力 危機管理力	自部署の方針に基づいて収益向上と費用削減への具体的な方策を提案することができる	看護部の方針に基づき、自部署の具体的な医業収支の善・安定化のための方策を立案・実施することができ
			自部署が算定している診療報酬等について理解し、請求漏れ防止対策の実施およびスタッフへの指導ができる	客観的データに基づいて、自部署の病床管理について析し、問題点や課題を明確にし、具体策を部下に提示周知できる
			自部署の病床管理に携わり効果的な病床利用に向けた行動ができる	医療材料、消耗品、備品の数や質について、定期的な直しを行い、必要時関係部署と調整ができる
			自部署の医療材料・消耗品・備品のコスト管理ができる	
連携・協働能力 対象者の尊厳を尊重した包括的・継続的な医療・介護・福祉の提供体制を整え、対象者の生活の質（QOL）の維持・向上を図るため、組織内外の多職種と連携・協働する力		交渉力 コミュニケーション力 調整力 統率力 人材活用力 ファシリテーション力	個々のスタッフの立場や意見を理解し、反応を予測しながら調整・交渉することができる	必要な根拠を客観的に示しながら他部署・他部門と整・交渉することができる
			地域の資源と施策を把握して、自施設が地域の医療資源のひとつであると理解し、施設内の関係者と連携することができる	地域の資源と施策を把握して、自施設が地域の医療資源のひとつであると理解し、施設内外の関係者と連携することができる
			患者・家族のニーズに応じた退院調整を行うとともに他部門や地域との連携が必要なケースについて把握し、適切な対応ができる	他職種・他部門との連携における業務改善への協力と問題点について提言ができる
倫理的意思決定能力 社会的価値基準、看護者の倫理綱領を踏まえて、組織における倫理的意思決定ができる能力		交渉力 調整力 問題解決力 ケアの質管理力	自部署のスタッフが倫理的感受性を高められるよう支援することができる	スタッフが自部署の倫理的課題を日常的に議論できるうな組織文化をつくることができる
			倫理的課題について話し合える職場環境づくりに向けた行動ができる	自部署の体制や職場環境に起因して生じる倫理的課題明らかにし、解決に向けた行動と評価ができる
			自部署の体制や職場環境に起因して生じる倫理的課題に気づき、上司の支援を受けながら解決に向けた行動ができる	
政策立案能力 看護の質向上のために制度・政策を活用および立案する能力		ケアの質管理力 問題解決力 経営管理力	既存の医療制度・政策に関する動向を情報収集することができる	自部署の看護の質向上に既存の制度・政策を活用するとができる
			既存の医療制度・政策について課題意識を持つことができる	医療の動向を踏まえ、制度改正などへの対応を事前に備することができる

　各病院が地域から求められる役割は多様であり、病院が目指す医療・看護も多様な状況があります。また、JCHOは中小規模の病院から高度急性期を担う大規模病院や、介護老人保健施設や訪問看護ステーション、地域包括支援センター、在宅介護支援センター、居宅介護支援センターを併設する施設など、その規模・機能もさまざまです。

　そのため、現在JCHO看護管理者マネジメントラダーの運用は、各病院の事情を鑑みて、看護部長が決定する必要があると考えています。ラダーはあくまで「梯子」であり、この梯子を登ろうとする人がいて初めて活用されるため、施設の規模や人的資源の状況に応じた運用が求められると考えます。

管理Ⅲ	管理Ⅳ
社会・医療・看護の動向をとらえ、自施設の運営方針に基づいて客観的・長期的展望に立ち、地域を視野に入れた看護部門の管理運営を補佐できる	社会・医療・看護の動向をとらえ、自施設の運営方針に基づいて客観的・長期的展望に立って病院運営に参画し、地域を視野に入れた看護部門の管理運営を実践できる
医業収支の改善・安定のため各部署へ指導することができる	自施設の病院経営に積極的に参画・進言することができる
看護部の方針に基づいて、病院経営に貢献する具体的な医業収支の改善・安定化のための施策を提言するとともに実践できる	自施設の経営理念を踏まえ、病院経営に関する中長期計画の立案に参画し、実施することができる
客観的データに基づいて、看護部全体の病院経営に関する事項を分析し、問題点や課題を明確にできる	医療の動向や診療報酬等を把握し、診療報酬上の評価につながるよう看護体制等の検討、実施ができる
	病院全体の経営課題を認識し、改善への提言ができる
あらゆる状況において、組織内外の関係者と調整・交渉することができる	あらゆる状況において、組織内外の関係者と調整・交渉することができる
自施設内および地域におけるネットワークを意図的かつ計画的に構築することができる	自施設内および地域におけるネットワークを意図的かつ計画的に構築することができる
JCHO グループの看護管理者と情報共有し、自施設の課題解決に活用することができる	JCHO グループの看護管理者と連携を深め、JCHO 組織全体の発展に寄与する活動に参画できる
看護部門において倫理的課題を日常的に議論できるような組織文化をつくることができる	自施設において倫理的課題を日常的に議論できるような組織文化をつくることができる
看護部門に生じる倫理的問題を提起し、解決に向けた行動ができる	組織の仕組みや組織文化に起因する倫理的問題を提起し、解決に向けた活動に参画できる
看護の質向上に向けて、各部署が既存の制度・政策を活用できるよう支援することができる	既存の制度・政策を活用し、自施設および地域の課題解決を図ることができる
看護の質向上のために有効な制度改正・制度の提案を行うことができる	職能団体や行政機関と協議し、地域の看護の質の向上に向けた事業化を進めることができる
	制度改正・制度の提案に向け、必要な関係者に働きかけることができる

　また、組織的に活用するためにはマネジメントラダーが示す能力指標と連動した教育計画が必要です。マネジメントラダーを活用する人々が、その教育計画を有効に活用し、自己研鑽や長期の管理者研修に自発的に参加し、そこで得た知識や技能を実践に生かすことでより成長していける仕組みが必要だと考えます。

　マネジメントラダーが、組織的に活用されることで組織における人材育成を効果的に進めるとともに、本来の目的である自律的な「個々のキャリア発達」に役立てられるよう、看護部長の責任のもと各病院の看護管理者が「自分事」として運用していける仕組みをつくっていかれることを期待します。

マネジメントラダーの評価について

　マネジメントラダーの評価については、マネジメントラダーが示す能力指標と連動した教育計画に沿った学習状況だけではなく、やはり「看護管理実践」を見ることが必要だと考えます。看護サービスが、無形成・生産と消費の同時性という特徴から、目に見えず、後で点検したり共有することが難しいように、看護管理実践も可視化することは困難です。しかし、そのプロセスにおける行動や、行動を起こした思考を看護管理者自身が整理して語ること、書くことで可視化することができます。

　その行動や思考が持つ意味や価値を評価者と共有して、マネジメントラダーの指標に照らし合わせながら評価することができるのではないかと考えます。単に「できた」「実施した」というチェックリストのような評価で終わらず、看護管理者一人ひとりが自分の管理実践を振り返り、自己の実践を肯定的に受け入れ、また他者からの承認を得ながら自信を持つ機会となるような評価ができる仕組みづくりを期待します。

　なお、本稿の執筆内容については、筆者の個人的見解が含まれていることを申し添えます。

2 組織が求める看護管理者育成のためのマネジメントラダー

マネジメントリフレクションを通した承認プロセスの構築

社会福祉法人恩賜財団済生会熊本病院　中央手術部／ラダー委員会担当看護師長　**横田佳子**
同　副看護部長　**堀田春美**
同　副院長 兼 看護部長　**宮下恵里**

　社会福祉法人恩賜財団済生会熊本病院では、マネジメントラダー承認会を設け、目標管理とコンピテンシーによる自己評価・他者評価、看護管理実践事例のマネジメントリフレクションを通した看護管理者育成を行っています。本稿ではその実際を紹介します。

多様化する看護の質管理に求められるマネジメントラダー

　わが国における超高齢社会を背景とした医療環境はめまぐるしく変化しており、医療・介護・福祉に対する国民のニーズは多様化し、地域包括ケアシステムの構築における看護職の役割に対する期待は、年々大きくなっています。医療提供の場は病院にとどまらず、在宅や介護施設へと広がり、看護管理者には自施設のみならず、地域まで視野を広げた看護管理の視点が求められます。さらに昨今の働き方改革により、看護の質向上を図りながら、健全な労務管理、病院経営への参画という多方面からの能力発揮が必要になっています。

　社会福祉法人恩賜財団済生会熊本病院（以下、当院）においても、社会の変化に対応し、病院の理念・基本方針、地域連携におけるニーズに柔軟に対応できる自律した看護管理者の育成が課題となっています。このように多様化する看護サービスの質管理が求められる中、当院の看護管理者に求める役割と能力を可視化したものが必要となり、マネジメントラダーを作成しました。

　これにより、看護管理者の目標が明確となり、マネジメントラダー承認会という場を設け、目標管理とコンピテンシーによる自己評価・他者評価、看護管理実践事例のマネジメントリフレクションを通して、看護管理者の育成を行っています。本稿ではその実際を紹介します。

済生会熊本病院版マネジメントラダーの構築

　当院は高度急性期病院として、地域医療の中核を担っています。看護管理者には、社会・医療・看護の動向をとらえ、病院の理念と事業計画の目標達成に向けて、部署の目標管理と健全な組織運営、戦略的取り組みへのリーダーシップとイノベーションを継続的に発揮できるマネジメント力（知識・判断・行動）が求められます。また超高齢化社会を背景に、急性期病院における倫理的課題は複雑さを増しており、迅速な判断や倫理的意思決定が必要です。当院の2019度事業計画におけるキーワードは「Professional Autonomy」です。各職種が専門性を駆使し自律することでチーム医療を発揮し、課題に取り組むことを掲げています。私たち看護管理者も、看護部における課題に対してポジティブに取り組み、正確で適切な意思決定ができる人材を計画的に育成していきたいと考えています。

　当院には看護部長と2名の副看護部長、20名の看護師長のほか、係長、主任など86名の看護管理者がいます。現在、全国済生会看護職教育体系に準じて、当院の教育体制（図1）を構築し、キャリア開発支援に取り組んでいます。とくに看護管理者の育成においては、済生会本部が主催するアドバンスマネジメント研修、新任看護師長研修、看護師長研修や、日本看護協会による認定看護管理者教育課程ファーストレベル、セカンドレベル、サードレベルを計画的に受講しています。

　院内では、人材開発室が企画している他職種も含めた管理者育成研修を計画的に受講するとともに、看護部では、毎月1回の看護管理者研修会を開催しています。担当者は看護部長、副看護部長とテーマを設定し、プレゼンテーションと全体討議を行うことで、管理者の視点での企画力やプレゼンテーション能力を高める機会としています。また各部署の主任は、KAIZEN活動のリーダーとして、リーダーシップ、マネジメント力を発揮し、現場での業務改善の推進役を担っています。

　このような取り組みを看護管理者のマネジメント力育成の過程として体系化し、個々のキャリアや看護管理能力を可視化することを目的に、2017年よりマネジメントラダーの運用を開始しました。導入にあたっては看護部長、副看護部長をはじめ、教育担当の看護師長数名が中心となってマネジメントラダーの

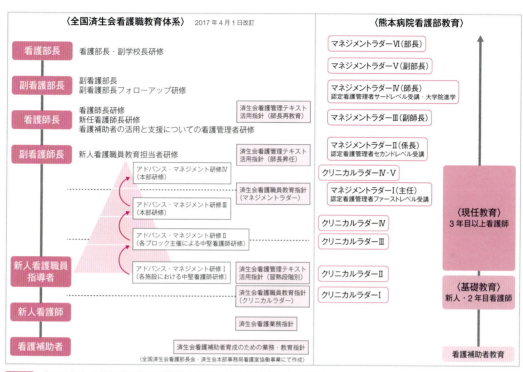

図1 全国済生会看護職教育体系と熊本病院教育体系の関連図

勉強会や導入施設の情報収集を行いました。約1年半、さまざまな看護管理能力の定義やコンピテンシー評価との関連について検討を行い、当院の看護管理者に求めるマネジメントスキルを明文化し、看護管理者への説明と合意形成の後導入に至りました。

当院のマネジメントラダーは、職務目的、6つの役割、必要なコンピテンシーと能力で構成しています。マネジメントラダーレベルⅡの係長に求める管理能力を次ページ表1に示します。特徴的な役割を、「チーム医療と連携、人間関係」「看護の質評価と改善」「倫理」「セルフマネジメント力」としました。この背景には、当院が継続的に取り組んでいるクリニカルパスにおけるチーム医療、Joint Commission International（JCI）認証で培われたケアの質評価と改善活動、日々遭遇する倫理的問題への対応や意思決定支援、働きやすい職場環境づくりを重要視してきたことがあります。

マネジメントラダーは、レベルⅠを主任、レベルⅡを係長、レベルⅢを副看

表1 済生会熊本病院　看護係長のマネジメントラダー

マネジメントラダー　レベルⅡ（係長）			
レベル定義	分析的思考で物事をとらえ、クリティークと自律の両方から判断し、行動できる 必要時に支援を受け、看護管理を実践できるレベル		
職務目的 仕事の範囲	部署の目標達成に向けて、師長のサポートができる 部署の諸問題を必要時に支援を受け解決できる		
役割	ねらい	コンピテンシー（行動特性）	
1. 理念と目標管理	〈組織の目標を達成するために必要な能力〉 ・病院や看護部の理念や目標を共有化し、その役割において、権限と責任を認識した行動がとれる ・医療看護の動向に柔軟に対応し新たな戦略として取り組むことができる	情報指向 分析思考 概念化（課題設定力） 達成思考 組織へのコミットメント リーダーシップ	
2. チーム医療と連携、人間関係	〈組織を活性化するために良好な人間関係を築くことができる能力〉 ・互いの専門性を理解した信頼に基づく人間関係が保てる ・患者を中心としたチーム医療が提供できる ・チーム医療を推進できる	対人感受性 対人影響力 ネットワーク構築力 組織感覚力 チームワーク トラブル対応	
3. 看護の質の評価と改善	〈看護サービスを組織的に評価・改善できる能力〉 ・看護のプロセスを可視化しPDCAを通して看護の質を保証できる ・安全な療養環境や労務環境が提供できる	専門性の発揮 顧客志向 改善力 質保証	
4. 教育・指導、研究	〈スタッフと自己のキャリア発達を促進できる能力〉 ・専門性の維持向上のため、キャリア発達を組織の課題と個人の課題を統合し支援していくことができる ・改善を目的に研究的視点をもって自己のマネジメント能力を研鑽していくことができる	自己研鑽 指導・強制力 育成力	
5. 倫理	〈社会的倫理基準を踏まえ倫理的意思決定ができる〉 ・臨床倫理に配慮した医療ケアをするために、患者に関わる多職種と倫理的実践を困難にしている要因の解決に取り組むことができる ・価値観の対立が生じたとき、多面的に情報を収集し、患者に関わる多職種と最善の解決策を導くよう努力できる	信念の維持 コンプライアンス	
6. セルフマネジメント力	〈ストレス状況においても感情的にならず、ネガティブな反応を回避し、対応する〉 ・当面する葛藤を、感情や体調が自身の判断力や行動、他者を巻き込むことを自覚したうえで、セルフコントロールし、対応できる ・内省しながら自己成長につながる対人関係力を伸ばすことができる	正確な自己評価 感情の自己認識 セルフコントロール 内省力	

能力	項目
組織化能力 概念化能力 情報処理能力 政策立案能力 企画・計画 経営と戦略 組織分析能力	①病院、看護部の目標を自部署スタッフに浸透させ、必要時に支援を受けながら、部署の目標を設定できる ②必要時に支援を受けながら目標設定に向けてスタッフが自ら行動がとれるように働きかけることができる ③部署の目標を具体的な結果（数値）で評価、検討し、情報をもとに新たな課題と解決策を明確にすることができる ④必要時に支援を受けながら、適切に経営資源（人材、資源、資金、情報）を活用できる
交渉力 調整力 コミュニケーション能力 メンタルラインケア	①相手の意図、価値観を理解し交渉ができる ②分析的思考で物事をとらえ、自分の考えや意見を効果的に伝達できる ③患者を中心としたチーム医療のリーダーとして評価・判断し、自律的に活動できる ④メンターとしてスタッフのストレスがないか観察、配慮を行い、相談への対応を行っている
専門的能力 組織変革能力 概念化能力 危機管理能力 理論的知識 実践的知識	①必要時に支援を受け、情報整理し、自部署の看護提供システムを評価し、改善への方策を導きだせる ②必要時、支援を受けながら、情報処理、資源を活用し看護サービスを提供・評価できる ③課題に対して状況を把握し、問題分析を行い可視化した材料として提言できる
部下育成能力 自己革新能力 研究能力 研究的視点 洞察力に基づく先見性 創造力 プレゼンテーション力	①スタッフ個々の能力を把握し、助言・指導ができる ②自己を客観的に評価し、明確にした課題に取り組むことができる ③部署の問題点を研究的視点でとらえ、課題として取り組むことができる ④学生・研修生の目標に対して具体的な計画を立案できる
意思決定支援能力 権利擁護能力 平等性 倫理的意思決定能力 職業倫理遵守	①部署の体制や職場環境に起因して生じるハラスメントや個人情報に関する倫理的課題に気づき、必要時支援を受け解決に向けて行動できる ②倫理的課題について話し合える職場環境づくりに向けた行動ができる ③意思決定支援の必要な状況をとらえ多職種に働きかけることができる
	自分に合ったセルフコントロールの方法を見出し、時間管理を行い、心身のバランスをとっている

護師長、レベルⅣを看護師長、レベルⅤを副看護部長、レベルⅥを看護部長として、それぞれの到達目標を設定しました。また、管理者には成果のみでなく、そのプロセスを評価することも重要であることから、コンピテンシー[1]も併せて導入しました。

マネジメントラダーの活用事例

マネジメントラダー承認会の仕組み

　当院のマネジメントラダーは、評価表等を用いた書類審査に加え、関連する看護管理者が一堂に会して看護管理のリフレクションを通して承認するプロセスをとっています。現場でのマネジメントや常に求められる意思決定の能力は、研修や個人の経験だけでは習熟は困難です。マネジメントリフレクションを目的とした承認会は、自分だけでなく同僚または先輩管理者の成功談や失敗談などの実体験を通して、多方面からの考え方を学ぶ場としています。さまざまな医療環境や看護の場面での多様な対応と体験、患者や家族の価値観や意思決定支援など臨床の場で学んだ「経験知」や「人間力」は、自己学習だけでは得られないものであり、管理能力向上のために重要だと考えるからです。

　最初の承認会はレベルⅡにあたる昇格1年後の係長から開始しました。その理由は、係長に昇格したものの組織の課題を自己の課題としてとらえ、具体的な行動計画につながっているか、求められている役割が発揮できているか、上司や部下の間に立って責任の重さに空回りしていないか、アドバイスできることがないかを確認するためです。申請は本人の自己申告のもと、看護師長の推薦をもって行います。申請書類は、マネジメントラダーで設定している6つの役割と能力についての評価（自己評価、同僚評価、所属看護師長評価）、コンピテンシー評価、目指す看護管理者像（ビジョン）と行動計画を記したキャリアプラン、看護管理実践事例で構成しています。

　承認会は看護部長、副看護部長、所属看護師長、同僚評価者、委員会活動などで関連のある役職者、ラダー担当師長など5～6名で構成され、多面的な視点で評価・承認を行います（**写真1**）。

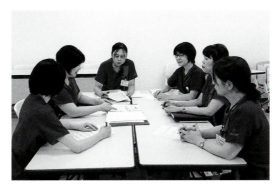

写真1 マネジメントラダー承認会風景

❏ マネジメントラダーⅡの承認会の紹介

　ここからは、主任から係長へ昇格後、今までの所属部署と関係の深い他部署へ異動となり、新たな組織で係長としての役割を担い、1年が経過したA係長について紹介します。

　A係長は、主任時、認定看護管理者ファーストレベルを受講し看護管理について学びを深めるなど、自己研鑽に務めていました。係長昇格と同時に看護部の組織再編が行われ、新しい部署で勤務することになりました。組織再編は、働き方改革を背景に人材を有効に活用し、繁忙時の補完体制強化を目的として行われました。新たな取り組みはスタッフにとって不安が大きく、管理者の関わり方ひとつで成功、失敗どちらに傾くかわかりません。師長と方向性を共有し、スタッフとのコミュニケーションを密にとりながら不安を解消し、いかに動機づけして組織再編を成功に導くかが役職者の重要な役割となります。A係長は役職としてどのように組織再編に関わったかを看護管理実践事例（次ページ表2）にまとめ、マネジメントラダーの承認を受けることになりました。

必要な書類をラダー委員会に提出

　まず、係長としての管理実践能力について規定のエントリーシート（149ページ表3）に沿って自己評価を行い、次に同部署の主任による他者評価、最後に所属長評価を行います。同時に、看護管理者のコンピテンシーを自己評価します。その後、係長として自己に求められている役割をふまえ、目標達成期限を1年半から2年後に設定したキャリアプランを立案します。以上の内容をエントリーシート、キャリアプラン、看護管理実践事例としてラダー委員会に提出します。

表2 A係長の看護管理実践事例の要約

タイトル：管理職として初めて行った組織改革と承認欲求の重要性

〈現状と課題〉
　組織再編に伴いB病棟からC病棟へ異動。上司と相談しながら現場の問題点とその解決に向けた自分の役割を見出し実践した。C部署のスタッフは平均経験年数12年の成熟したスタッフが多い。B病棟とC病棟は組織再編直後であり、目指すべきビジョンや具体的な目標設定が共有されていない。看護師の平均経験年数が違う部署が一体化され、同じ目標に向かうためには、お互いの強みと弱みを知る必要がある。今回の組織開発における自分の役割は、ソフト面のモチベーション向上や協同性、信頼関係づくり、リーダーシップなど、組織風土の構築である。とくにC病棟の成熟した集団の改革が重要である。

〈実践内容〉
　成熟した集団の意識改革に向けて、レビンの組織変革理論を用いて取り組んだ。組織改革の第一歩として、まずは「解凍」を行った。明確なビジョンを掲げそれを実行するためには現場を知ることが重要であると考えた。ベテランが多い現場からはさまざまな意見が出されたが、そこから部署の強み、弱みを分析し課題を明確にしていった。また、可能な限り個別の意見も吸い上げ、スタッフが組織再編に主体的に関わるようにした。その中でスタッフからは「きつい」「辞めたい」「自分たちばかりが忙しい」というネガティブな意見が出た。何度もコミュニケーションをとる中で、スタッフは自分たちも組織改革に協力したいという考えがある反面、自分たちの意見が尊重されないという不満を持っていることがわかった。現在取り組んでいる「KAIZEN活動」を通してスタッフと関わる中で、ベテラン看護師だからこそ持っている気づきや感性に着目し、個々の意見を尊重し承認しながら組織改革に生かすことで、「きつい」「辞めたい」と言っていたスタッフからネガティブな発言は減り、問題解決の提案をしてくれるようになった。

〈実践からの学び〉
　ベテラン看護師は必然的に多くの仕事、より高い看護の質、手本となる行動が求められる。そのベテラン看護師が多い現場では、高いレベルの看護実践が当然となり、褒められる、意見を尊重されるということが減り、不満につながっていることがわかった。マズローの欲求5段階の「承認欲求」を満たすことが管理者には求められ、レビンの組織改革論の「解凍」の段階では「承認欲求」を満たすことが重要であると実感した。実際、多くのスタッフは金銭的欲求より、「自分がその集団から価値ある存在として認められたい」と感じていた。成熟した集団は知識も経験も豊富であり、組織の中での役割やグループダイナミクスの重要性についても理解している。そのため、マネジメントする自分自身が役割モデルとなり、知識から意識、そして行動へと変容するまで、日々繰り返し行動で示し、周りのスタッフもそれを見て自然に行動できるようになってきたことを実感した。

表3 済生会熊本病院　看護部　マネジメントラダー　レベルⅡ（係長）エントリーシート（要約）

エントリー　2018年　3月　21日

部署；　○○　　　氏名；　A　　　看護師経験年数；　15年　　　役職　係長

職務目的
1. 部署の目標達成に向けて、師長のサポートができる
2. 部署の諸問題を支援を受け解決できる

【評価点】5点　特によい　4点　良い　3点　普通　2点　努力を要す　1点　非常に努力を要す

評価項目	内容	自己評価	他者評価	所属長評価	最終評価
理念と目標管理	病院、看護部の目標を自部署スタッフに浸透させ、必要時に支援を受けながら部署の目標を設定できる。	3	3	3	3
	支援を受けながら目標に向けてスタッフが自ら行動がとれるように働きかける。	3	3	3	4
	部署の目標を具体的な数値で評価し、情報をもとに新たな課題と解決策を明確にする。	4	4	3	3
	必要時に支援を受けながら、適切に経営資源（人材、資源、資金、情報）を活用できる。	3	3	3	3
	合計点	13	13	12	13
	看護実践平均点（合計点÷4＝平均点）	3.25	3.25	3	3.25
チーム医療と連携・人間関係	相手の意図、価値観を理解し交渉ができる。	3	3	3	3
	分析的思考で物事をとらえ、自分の考えや意見を効果的に伝達できる。	3	3	3	3
	患者を中心としたチーム医療のリーダーとして評価・判断し、自律的に活動（調整・交渉など）できる。	3	3	3	4
	メンターとしてスタッフのストレスがないか観察、配慮を行い、相談への対応を行う。	4	4	4	4
	合計点	13	13	13	14
	教育平均点（合計点÷4＝平均点）	3.25	3.25	3.25	3.5
看護の質の評価と改善	必要時に支援を受け、自部署の看護提供システムを評価し、改善への方策を導き出せる。	3	3	3	3
	必要時、支援を受けながら、情報処理、資源を活用し看護サービスを提供・評価できる。	3	3	3	4
	課題に対して状況を把握し、問題分析を行い可視化した材料として提言できる。	4	4	3	3
	合計点	10	10	9	10
	組織的役割遂行能力平均点（合計点÷3＝平均点）	3.33	3.33	3	3.33
教育・研究・指導	スタッフ個々の能力を把握し、助言・指導ができる。	3	3	3	3
	自己を客観的に評価し、明確にした課題に取り組むことができる。	3	3	4	3
	部署の問題点を研究的視点でとらえ、課題として取り組むことができる。	4	4	4	4
	学生・研修生の目標に対して具体的な計画を立案できる。	3	3	3	3
	合計点	13	13	14	14
	組織的役割遂行能力平均点（合計点÷4＝平均点）	3.25	3.25	3.5	3.5
倫理	部署のハラスメントや個人情報に関する倫理的課題に気づき、解決に向けて行動できる。	3	3	3	4
	倫理的課題について話し合える職場環境づくりに向けた行動ができる。	3	3	3	4
	意思決定支援の必要な状況をとらえ、多職種に働きかけることができる。	3	3	3	3
	合計点	9	9	9	11
	組織的役割遂行能力平均点（合計点÷3＝平均点）	3	3	3	3.66
セルフマネジメント力	自分に合ったセルフコントロールと時間管理を行い、心身のバランスをとっている。	3	3	3	3
	合計点	3	3	3	4
	組織的役割遂行能力平均点（合計点÷1＝平均点）	3	3	4	4

他者評価者名；　D主任

承認会の準備から実施まで

　ラダー委員会は、申請内容を確認後、A係長と業務上関わりが深い主任、係長、師長等の役職者を承認会参加者として選定します。

　承認会の前には、必ず所属看護師長、ラダー担当師長、副看護部長で申請された書類一式を確認し、承認会の進行について打ち合わせを行います。申請者の看護管理実践能力やキャリアプラン、看護管理実践事例が申請レベル相当の内容であるか、コンピテンシー自己評価のどの項目が強み、弱みかを確認し、承認会で本人に確認する点を洗い出します。A係長は「管理職として初めて行った組織改革と承認欲求の重要性」というテーマで、看護管理実践事例をまとめていました。異なる部署が組織再編により同一部署となったことで、互いの組織文化を受け入れ、新たな組織文化を醸成し、同じ目標に向かい前に進むために、レビンの組織変革理論を用いて自身の役割を見出し、取り組んだ過程を記載していました。A係長が実際にどのように考えてスタッフと関わり、師長の補佐を行いながら組織再編に取り組んだのかを確認することができました。また、この事前打ち合わせは、所属看護師長が係長の育成にどのように関わり支援しているかを聞き取りながらやりとりをするので、看護師長の育成の場のひとつにもなっています。

　承認会はラダー担当師長がファシリテーターを務めます。申請者は能力評価の根拠とキャリアプランについて具体的に説明します。A係長の場合、自己評価より他者評価が高かった項目は「スタッフへの働きかけ」や「リーダーシップ」でした。評価者からは「行動力があり、PDCAを回す原動力が優れている」「組織再編した部署間のパイプ役となっている」「後輩への声かけを意図的に行っている」という意見が出ました。逆に、自己評価より他者評価が低かった項目は「理念と目標管理」「看護の質の評価と改善」の中の、「課題と解決策を明確にして提言する」という部分でした。具体的には、「データ分析を得意としているので、根拠に基づいた説明能力を身につけてほしい」「管理的関わりが求められるが、多忙になるとスタッフを思うあまり実践の中心メンバーとなって行動してしまう傾向にあるため、物事を俯瞰的に見る目を養うと、マネジメント力がさらに向上する」という評価でした。能力評価の各項目について自己評価の根拠や、他者から見た評価を普段の具体的行動から確認し、最終的な評価を行います。

最終的な評価

　キャリアプランは「ボトムアップによる組織風土づくり」と「KAIZEN活動の推進」を目標に、具体的プランが立案されていました。A係長は海外の病院のKAIZEN活動について視察研修に参加した経験もあることから、看護部のKAIZEN委員会の委員長も担っています。

　また、役職者として済生会本部や看護協会の管理者向け研修にも参加しており、キャリアプランに沿った自己啓発や活動が積極的に実践できていることをポートフォリオで確認することができました。

　看護管理実践事例では、実践がコンピテンシーのどの領域に該当するかを照合しながら、管理実践の根拠を聞いていきます。A係長は組織再編において組織変革理論を用いながら部署の役職と具体的な段取りについて準備を進めていました。スタッフとコミュニケーションをとりながら意見を吸い上げて、意図的に関わっている過程がわかりました。実践事例を分析するとコンピテンシーの領域2「思考力」の分析的思考、領域3「企画実行力」の改革力、領域4「影響力」の対人感受性、領域5「チーム運営力」のリーダーシップの評価が高く、普段の行動とも結びつきました。スタッフの承認欲求の重要性について気づき、スタッフと積極的にコミュニケーションをとり、思いを傾聴し、スタッフ一人ひとりを価値ある存在として認めています。また、強いリーダーシップの反面、その行動力に周囲がついていけない場合もあることから、今後は相手の目線に合わせた対応や各スタッフの感性や能力を生かすこと、それぞれ生活環境が異なるスタッフにおける働き方の平等性などについてのディスカッションを通して、柔軟な考え方をもってほしいことを伝えていきます。

　このように、承認会では管理実践の根拠を聞き出したり、うまくいった要因を認め合い、あるいはうまくいかなかった要因はどこにあったのか、上司による経験談を共有したりなど、自己の管理プロセスをふり返り、自分で課題に気づいてもらうように、和やかな雰囲気で語り合っていきます。

　最後は参加者一人ひとりからポジティブフィードバックを行い、そのメッセージを受けてこれからの決意表明をしてもらいます。ポジティブフィードバックではA係長の長所を認め、今後に期待することを伝えます。A係長も、それぞれのアドバイスを素直に受け止め、さらなる研鑽と管理能力の向上、自己の課題への取り組みに向けたキャリアプランの追加・修正を行いました。

☐ 看護部長が今後の活動の期待を込めて最終承認

　承認会後は、参加した看護師長以上の管理者で内容を整理し、所属看護師長、ラダー担当師長、副看護部長の順に評価表を記載し、看護部長が最終承認後、期待の言葉を添えて直接本人へ「マネジメントラダー認定証」を手渡します。

　このように承認会では、看護部長をはじめとする上司、同僚が質問や評価をすることで、固定観念にとらわれていないか、内省を通して気づきと学びを得、その学びを概念化し、その後の管理実践つなげることができます。河野[2]は「自分とは異なる視点や経験を通して自分の経験を見つけると、そこに新たな意味を見出しやすくなる」と、リフレクションの重要性について述べています。このプロセスが教科書では学べない管理の視点での成長につながると考えます。

　また、看護部長が承認会に参加することの意義は、看護部長の視点でリフレクションに参加し、被評価者の管理能力を見極め、承認し、期待することを直接伝えることでトップマネジャーの考えが伝わり、次世代を担う看護管理者の一人としての自覚と承認の場となることです。導入から1年半が経過し、現在まで18名の承認を行いました。承認を受けた管理者からは、「自分の行動や思考の傾向を客観視でき、伸ばすべき能力や課題が明確になり、看護管理者としての具体的目標につながった」「リフレクションを通して、自分では気づいていなかったことを学び、応援メッセージにより認められていることを実感し、モチベーションにつながった」という意見が聞かれています。

マネジメントラダー導入の成果と今後の課題

　2019年2月に「病院看護管理者のマネジメントラダー　日本看護協会版」[3]が公表されました。当院のマネジメントラダーと照らし合わせてみると、特徴としている役割や能力などほとんどの項目で一致しており、現代社会のニーズに沿った看護管理能力となっていることを確認しました。

　マネジメントラダーは管理者の育成やキャリアアップ支援の指標になるとともに、看護管理者の人員配置の目安にするなど、幅広く活用することができると考えます。今後も大きく変化し続ける社会情勢の中で、多様化するニーズに対応できる看護管理者を育成するため、日々の看護管理の中でリフレクションを活用し、経験を通して成長できるように支援するとともに、看護管理者自ら

も、マネジメントラダーを指標としたキャリア開発を自律して行っていくことが課題と考えます。

◉引用参考文献
1）東京大学医学部附属病院看護部ほか．看護管理に活かすコンピテンシー：成果につながる「看護管理力」の開発．武村雪絵編．東京，メヂカルフレンド社，2014，126p.
2）河野秀一．実践看護マネジメントリフレクション．大阪，メディカ出版，2015，159p.
3）公益社団法人日本看護協会．病院看護管理者のマネジメントラダー　日本看護協会版．2019．
4）杏林大学医学部付属病院．看護管理者の目標達成意欲を高めるマネジメントラダー．根本康子ほか編．名古屋，日総研出版，2017，169p.
5）虎の門病院看護部編．看護管理者のコンピテンシー・モデル：開発から運用まで．東京，医学書院，2013，152p.
6）長田千穂．看護管理者の育成におけるマネジメントラダー導入の効果．看護管理．29（1），2019，20-5.

3 コンピテンシーの概念を導入したマネジメントラダーの活用

看護師長自身の看護管理能力の向上と副看護師長の育成支援

東北大学病院　外来Ⅰ　看護師長　**庄子由美**

東北大学病院では、「看護実践能力（クリニカルラダー）」と「看護実践の組織化能力（マネジメントラダー）」の 2 つの領域の開発を支援する独自のキャリア開発システムを運用しています。2013 年にマネジメントラダーに Spencer & Spencer のコンピテンシーの概念を導入し、2014 年度からコンピテンシー事例を使った認定を開始しました。

東北大学病院におけるマネジメントラダー

☐ マネジメントラダーの導入

　東北大学病院（以下、当院）では、看護師のキャリア開発ラダーとして、2000 年 11 月より東北大学病院看護実践能力開発システム（Tohoku University Hospital Nursing Ability Development System：以下、TNADS）の運用を開始し、幾度かの改訂を重ねながらジェネラリストとしての看護実践能力を自ら高めることを支援してきました。

　その後、目まぐるしい医療環境の変化に対応しながら複雑かつ重要な課題を組織的に解決していくために、看護管理者の育成が重要課題となりました。とくに看護単位の責任者である看護師長の役割は重要です。そのため、看護管理者の体系的な看護管理能力の開発が重要と考え、マネジメントラダーを導入することとしました。

　2009 年度からマネジメントラダーの検討を始め、2011 年度にマネジメントラダーのレベル評価表を作成し、TNADS を看護職員の「看護実践能力（クリニカルラダー）」と「看護実践の組織化能力（マネジメントラダー）」の 2 つの領域の開発を支援する独自のキャリア開発システムへと改訂しました。その後、作成したレベル評価表を使用し、マネジメントラダーの運用を開始しましたが、看護師長の場合、他者評価が難しく自己申告をもとにした評価となってしまうこと、クリニカルラダーと同様の「〜できる」という評価基準では評価し

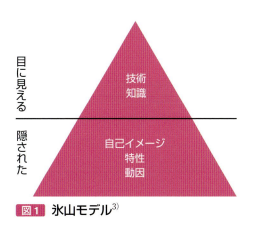

図1 氷山モデル[3]

にくいことが課題となりました。

　看護管理能力の向上を図っていくためには、看護管理者自身が自分の看護管理能力についてアセスメントを行い、自らの強みや弱みを認識しながら行動していくことが重要となります。そのため、看護管理能力を行動レベルで評価する指標が必要と考えました。

　そこで、2012年度に行動レベルで評価する指標がないかを検討し、人材育成の重要な概念として注目されているコンピテンシーの概念に着目しました。宗村が報告した「チーフナースのコンピテンシー」[1]を参考にコンピテンシーに関する文献学習を進めていくと、看護管理者の「意図的な行動」は思考パターンを含む総合的な能力が発揮されたものであると認識することができました。そこで、マネジメントラダーにSpencer & Spencerのコンピテンシーの概念を導入することとしました。

コンピテンシーの概念の導入

　コンピテンシーとは、「ある職種または状況に対し、基準に照らして効果的、あるいは卓越した業績を生む原因としてかかわっている個人の根源的特性」[2]と定義されており、氷山モデル（1993年Spencer & Spencer）で説明されます（図1）。人は目に見える知識や技術だけでなく、目に見えない隠された自己イメージ（態度、価値観など）、特性（身体的特徴、あるいはさまざまな状況や情報に対する一貫した反応）、動因（個人が行動を起こす際に常に考慮し、願望す

るさまざまな要因）と合わせて行動しています。目に見える知識や技術に目に見えない価値観や特性を合わせた全体を反映した行動のうち、成果につながる行動を「コンピテンシー」と考えることができます。「目に見える知識・技術」や「目に見えない価値観・特性など」をそれぞれ単独としてではなく、「それらすべて統合した結果としての行動を重視する」という考え方です。すなわち、「コンピテンシー」=「行動」という限定的な解釈ではなく、「行動を裏づける思考パターンを含む総合的な能力」と考えます。

　また、コンピテンシーには必ず「意図」が含まれており、意図が伴わない行動はコンピテンシーとは認められません。看護管理者の「意図的な行動」は思考パターンを含む総合的な能力が発揮されたものであると認識することにより、マネジメントラダーを行動レベルで評価できると考えました。

　Spencer & Spencerのコンピテンシー・ディクショナリーは、社会的動因と実際に示された行動との関連によって20のコンピテンシーを分析することで、6つのクラスター（群）に分類しています（表1）。これを参考にして、2013年度にレベル評価表の項目にSpencer & Spencerのコンピテンシー・ディクショナリーの6つのクラスターと20のコンピテンシーを取り入れ、行動レベルで評価できるように文章表現を変更しました。また、マネジメントラダーの領域とコンピテンシーの関連をレベル評価表に色別で示しました（159ページ図2）。レベル評価表の項目がコンピテンシー・モデルに相当すると考え、コンピテンシー事例で内容を評価し、レベル評価表で行動の頻度を評価する方法とし、2014年度からマネジメントラダーの認定を開始しました。

マネジメントラダーの運用

　マネジメントラダーは看護管理者のキャリア開発システムであり、看護管理者が人を育成しながら組織運営に関わる資質を自ら高めることを支援するものです。目標管理、人間関係能力、看護の質評価・改善、教育・研究、倫理の5領域と4段階の熟達レベルで構成されています。対象は副看護師長以上の看護管理者です。

　マネジメントラダーの目的は、以下の3つです。
　①看護管理者が自分自身の強み・弱みを認識し、看護管理能力を高めることができる。

表1 コンピテンシー・ディクショナリーのクラスターとコンピテンシー （文献3のp140-143を参考に作成）

クラスター	コンピテンシー	定義
達成とアクション	達成重視	すぐれた仕事を達成し、あるいは卓越した基準に挑む姿勢
	秩序・クオリティー・正確性への関心	取り巻く環境における不確実性を減らす基本的動因。職場を整然とした状態に保つレベルから、データの秩序とクオリティーを向上させるための新しい複雑なシステムを築き上げるレベルまでが含まれる。
	イニシアティブ	行動を起こすことに対する強い志向。職務で要求され期待されている以上のことを実行し、誰からも求められていないことを遂行し、その結果を向上させ、補強し、問題を回避し、さらに新しい機会を見つけたり、生み出したりすることに貢献する。
	情報探究	状況を「額面どおり」に受け取らず、さらに多くの情報を得ようとする意欲。生来の好奇心や、物事、人間、課題についてももっと知りたいと願う欲求が情報探究を後押しする。
支援と人的サービス	対人関係理解	他の人たちを理解したいという願望にもとづく。他の人たちの言葉に表されない、ないしは部分的にしか表されない考え方、感性、懸念を正確に聞き取り、理解する能力を指す。
	顧客サービス重視	他の人たちのニーズに応え、支援し、サービスを提供したいという願望を指す。顧客やクライアントのニーズを発見し、満足させる努力に専念すること。
インパクトと影響力	インパクトと影響力	他の人たちが語り手の考え方を支持してくれるように、他の人たちを説得し、信服させ、印象づける意思、あるいは他の人たちに特定のインパクトや効果を与える願望を指す。
	組織の理解	自分自身の組織、あるいは他の組織内のパワー関係を理解する能力を指す。
	関係の構築	職務に関連する目標の達成に貢献している人たち、将来貢献してくれるであろう人たちと接触して、友好的で温かい関係やネットワークを築き、維持すること。

表1 つづき

クラスター	コンピテンシー	定義
マネジメント能力	他の人たちの開発	インパクトと影響力の特別な形態であり、意図は、1人または何人かを教育し、開発を促す点に求められる。
	指揮命令：自己表現力と地位に伴うパワーの活用	ある個人がその願望に他の人たちが従うことを促す意思の表明。個人に備わるパワーや個人の地位に備わるパワーを、組織の長期的な成功を念頭に置いて効果的かつ適切に生かすことが求められる。
	チームワークと協調	他の人たちと協力して働き、チームの一員となって他のメンバーと助け合うという純粋な意思が要求される。
	チーム・リーダーシップ	チームあるいは他のグループのリーダーとしての役割を担うことに対する意思を指し、他の人たちをリードしたいという願望を伴う。
認知力	分析的思考	ある状況をさらに細かい部分に分解して理解する。あるいは状況に含まれる意味を段階的に原因追究するかたちで追跡することを指す。
	概念化思考	各部分をまとめて状況や問題を理解し、大きな絵を描き出す能力を指す。
	技術的・専門的・経営的能力	職務に関連する知識の体系（技術職、専門職、マネジメントの分野が含まれる）をマスターすると同時に、職務に関連する知識をさらに発展させ、他の人たちに伝えていくモチベーションを備えていることが求められる。
個人の効果性	セルフ・コントロール	他の人たちからの反対や敵意に出会ったとき、あるいは強いストレスのもとで働くときに、自分が感情をコントロールし、破壊的な行動に走る誘惑に打ち勝つ能力を指す。
	自己確信	タスクを達成する自分自身の能力に対するその個人の信念、確信を指す。次第に挑戦を高める状況に対応し、意思決定や意見の形成を行ない、失敗に対して建設的に対応する確信を示す行動が含まれる。
	柔軟性	さまざまな状況、個人、グループに適応し、効果的に仕事を進める能力を指す。また、ある課題に対するさまざまな、相反するものの見方を理解し、評価する能力、さらに自分の組織や職務要件の変化に応じて自らを適応させ、変えていく能力を含む。
	組織へのコミットメント	組織目標を追求し、組織のニーズを満足させるかたちで、個人の行動を組織のニーズ、プライオリティ、ゴールに整合させる能力と意欲を指す。

<評価表　マネジメントラダー　レベルⅢ>	部署名【　　　】 氏名【　　　】
【あるべき姿】　自律して看護管理を実践できる。	

	評価得点	
目標管理：組織の目標を達成するために必要な能力		4：80%以上～100%　している
人間関係理解：組織を活性化するために良好な人間関係を築くことができる能力		3：60%以上～80%未満　している
看護の質評価・改善：看護サービスを継続的に評価・改善できる能力		2：30%以上～60%未満　している
教育・研究：スタッフと自己のキャリア発達を促進できる能力		1：0%～30%未満　している
倫理：社会的価値基準、看護者の倫理綱領を踏まえ倫理的意思決定ができる		

クラスターとコンピテンシー		5本の柱					項目	自己評価	他者評価	総合評価	80%満点
クラスター	コンピテンシー	目標管理	人間関係理解	看護の質評価・改善	教育・研究	倫理					
達成とアクション	達成重視						①目標達成のために、システム、慣習を変更し、チーム力を高めている				
							②目標達成のため、スタッフが自立して行動できるよう働きかけている				
	秩序・クオリティー・正確性への関心						①他の人たちの仕事のクオリティーをモニターし、基準がきちんと守られているかを確かめている				
	イニシアチブ						①切迫した問題を解決するために迅速に問題解決の行動を起こしている				
							②目標達成に向け進捗状況を把握し、スタッフが修正・変更に向けた行動がとれるように支援している				
	情報探求						①問題の根幹にせまり、深いところに存在する本質を探っている				
							小計				19/24

マネジメントラダーの領域とコンピテンシーの関連を色別で示した

コンピテンシー･モデルに相当する部分で、コンピテンシー事例を記載する

行動の頻度を評価得点に従い評価する

図2　コンピテンシーの概念を導入したマネジメントラダーのレベル評価表（一部抜粋）

②質の高い看護を提供できる看護管理者を育成する。

③自己目標を明確にし、キャリアプロモートすることができる（東北大学病院看護部では、個々が自らキャリアをデザインして進んでいくことを「キャリアプロモート」と呼んでいます)。

マネジメントラダーの申請書類は、以下の4種類です。

①申請書

②マネジメントレベル評価表（Ⅰ～Ⅳ)

レベル評価表は、領域ごとに80%以上の得点があること。

③コンピテンシー事例

コンピテンシー事例は、各クラスターと倫理の7事例1年以内に実践した内容を記載します。コンピテンシー事例記入用紙を次ページ図3に示しました。

④研修受講・活動記録

看護管理に関する研修受講・活動記録をまとめます。申請のフローを161ページ図4に示しました。2019年3月現在、取得者はレベルⅠ 4%、レベルⅡ 7%、レベルⅢ 10%、レベルⅣ 1%です。

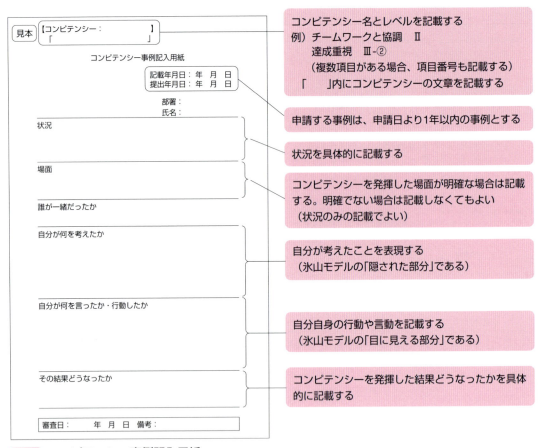

図3 コンピテンシー事例記入用紙

看護管理能力の向上に役立てる

　　筆者は教育担当副看護部長の役割を担っていたとき、マネジメントラダーの構築に尽力しました。2017年4月に再び看護師長となり、ICU担当となりました。ICUは2018年5月に先進医療棟への移転を控えており、通常業務に加えて移転の準備業務を行うことが必要でした。臨床現場では、計画的に進めていく業務だけでなく、さまざまなことが待ったなしで起こります。対応に難渋することもあり、そんなときにはマネジメントラダーの項目やコンピテンシーの定義を確認することで方向性を見出せることもありました。ICUでは倫理的ジレンマを感じる事例が散見されます。術後、誤嚥性肺炎による呼吸不全のため

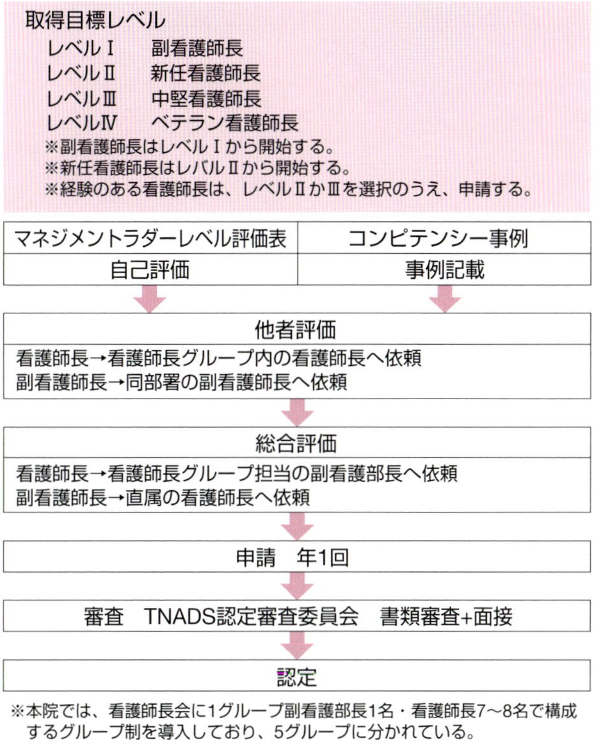

```
取得目標レベル
  レベルⅠ    副看護師長
  レベルⅡ    新任看護師長
  レベルⅢ    中堅看護師長
  レベルⅣ    ベテラン看護師長
※副看護師長はレベルⅠから開始する。
※新任看護師長はレベルⅡから開始する。
※経験のある看護師長は、レベルⅡかⅢを選択のうえ、申請する。
```

マネジメントラダーレベル評価表	コンピテンシー事例
自己評価	事例記載

```
              ↓                        ↓
                    他者評価
  看護師長→看護師長グループ内の看護師長へ依頼
  副看護師長→同部署の副看護師長へ依頼
              ↓
                    総合評価
  看護師長→看護師長グループ担当の副看護部長へ依頼
  副看護師長→直属の看護師長へ依頼
              ↓
              申請　年1回
              ↓
        審査　TNADS認定審査委員会　書類審査+面接
              ↓
              認定
```

※本院では、看護師長会に1グループ副看護部長1名・看護師長7〜8名で構成するグループ制を導入しており、5グループに分かれている。

図4 マネジメントラダー申請のフロー

ICUに3度目の入室となった患者の治療方針が定まらず、家族背景も複雑で対応に難渋する事例があり、多職種カンファレンスを開催したいと考えました。「インパクトと影響力」、「セルフコントロール」などのコンピテンシーを発揮して多職種カンファレンスを開催したことをきっかけにその後の治療方針を定めることができた事例を経験しました。この経験をコンピテンシー事例としてまとめてマネジメントラダーレベルⅢを申請し、2018年1月に認定されました。

また、筆者は2017年4月より日本看護管理学会の教育委員を務めています。日本看護管理学会では2013年度に教育委員会を立ち上げ、Spencer & Spencerのコンピテンシー・モデルに基づいた「コンピテンシーを基盤とした看護管理者研修プログラム（14日間：60時間）」を開発し、3年間実施していました。現在、全国の医療機関で実施できることを目標に2日間の短縮版プログラムへ変更し、各地方において普及に努めているところです。14日間のプログラムの

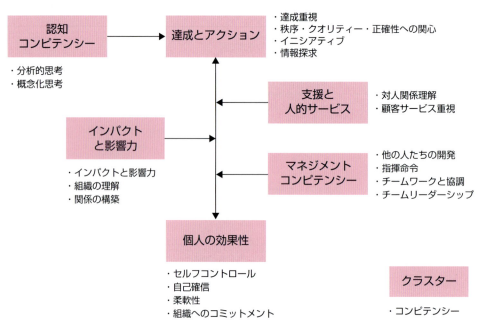

図5 実践の中で発揮されたコンピテンシー群（クラスター）の構造
（日本看護管理学会教育委員会）

　受講生の中で優れた看護管理を実践している人の事例から「実践の中で発揮されたコンピテンシー群（クラスター）の構造」が見出されました（図5）。この構造図はたいへんわかりやすく、部署の問題解決を図っていくときに非常に参考となります。

　2018年5月の先進医療棟移転後、病院の経営上、ICU・30床からICU・18床とHCU・12床に看護体制が改編されました。筆者は新しく構築するHCU・12床とICU1・7床の看護師長となり、HCUを新しく構築していくうえで課題となることを予測していました。HCU稼働後1カ月くらいに課題になるだろうと思っていたことが表面化してきたため、解決を図るために計画的なアクションを起こしたいと考えました。その際、この構造図を意識してコンピテンシーを発揮しようと努めました。予測していた課題について「認知コンピテンシー」により問題の本質をとらえる努力を行い、「達成とアクション」「個人の効果性」を発揮して目標を明確にしました。「インパクトと影響力」「支援と人的サービス」「マネジメント」のコンピテンシーを意識して他の人たちの協力を仰ぎ、時

間をかけて計画的にアクションを起こすことができました。このプロセスをコンピテンシー事例にまとめ、マネジメントラダーレベルⅣを申請し、当院で初のレベルⅣを取得することができました。このように、コンピテンシーの概念を導入したマネジメントラダーを意識して日々の看護実践に生かすことが、看護管理能力の向上につながると思います。

コンピテンシー事例記載による副看護師長の育成支援

　HCUとICU1の副看護師長の日々の行動をコンピテンシーという視点で観察してみると、本人は意識していないもののコンピテンシーを発揮してよい結果を出せていることも多くありました。そこで、目標面談などでマネジメントラダーの項目を意識してみてはどうかと働きかけてみました。副看護師長が目指すべきマネジメントラダーレベルⅠのあるべき姿とレベル評価表の項目を確認し、筆者が観察していた副看護師長の行動はこの項目にあてはまるのではないかと伝えました。コンピテンシーの定義を確認し、コンピテンシー事例を記載してみるよう促しました。

　初めのうちは、普段実践していることをコンピテンシー事例としてまとめることが難しそうでしたが、取り組んでいくうちにコンピテンシーに対する理解も深まっていくように感じました。ある副看護師長は、面談時に「人を育成することが好き」と話しており、部署内で何かアクションを起こそうとするとき、自分だけで行うのではなくスタッフを巻き込んでスタッフの育成も図ろうとしていました。コンピテンシー事例を記載してみると、「達成重視」と同時に「他の人たちの開発」のコンピテンシーも発揮していることに気づきました。

　また、2年目のスタッフの育成に悩みを抱えていた副看護師長も2年目のスタッフに対する働きかけをコンピテンシー事例にまとめることで、方向性が見出せた感じがしたということです。コンピテンシー事例7事例をまとめることができた副看護師長2名はマネジメントラダーレベルⅠを申請することができました。普段実践していることをコンピテンシー事例としてまとめることで、意識していなくてもコンピテンシーを発揮していたことに気づき、自信にもつながったようでした。コンピテンシーを意識して自分の強みと弱みを認識し意図的に行動していく重要性を理解することは、副看護師長の看護管理能力の向上につながると思います。

おわりに

　2019年4月、筆者は外来Ｉへ異動となりました。外来は今まで経験したことがない部署のため、どのように看護管理を実践していったらいいのか手探りの状態です。この数カ月「情報探求」と「関係の構築」のコンピテンシーを意識して発揮して、外来の現状を把握する努力をし、課題となることは見えてきましたが、「認知コンピテンシー」により本題の本質をとらえていかなければと考えています。図5の構造図を意識し、悩んだときにはマネジメントラダーの項目とコンピテンシーの定義を再度確認して、取り組んでいこうと思います。

●引用文献

1) 宗村美江子. チーフナースのコンピテンシー：虎の門病院におけるコンピテンシーモデルの開発とその活用. 看護管理. 17（10）, 2007, 843-50.
2) ライル・M・スペンサーほか著. 梅津祐良ほか訳. コンピテンシーマネジメントの展開［完訳版］. 東京, 生産性出版, 2011, 456p.
3) 虎の門病院看護部. 看護管理者のコンピテンシー・モデル：開発から運用まで. 東京, 医学書院, 2013, 152p.

4 「病院看護管理者の マネジメントラダー 日本看護協会版」について

公益社団法人日本看護協会　常任理事　**吉川久美子**

　2019年2月、日本看護協会では病院看護管理者に必要な3つの能力（専門的能力、対人的能力、概念化能力）を基盤に、地域までを視野に入れた「病院看護管理者のマネジメントラダー　日本看護協会版」を公表しました。本稿では、ラダー作成に至る背景や内容、活用方法について解説します。

はじめに

　わが国は少子高齢社会を迎え、医療や看護を取り巻く環境は大きく変化しています。そのような中、人々が病気や障害を持っても最後まで自分の望むところで暮らし続けることができるよう、各都道府県では地域包括ケアシステムの推進、地域医療構想の構築が進められています。

　日本看護協会では、2015年に「2025年に向けた看護の挑戦　看護の将来ビジョン～いのち・暮らし・尊厳をまもり支える看護～」を発表し、変化する状況の中で看護の質を保証する看護管理がますます重要となること、そして、看護管理者は「看護の質を保証するうえで重要な役割を担う」者であるとし、看護管理者の育成と支援を強力に推進すると明記しました。

　看護管理者は、常に安全に質の高い看護ケアを提供することを目的に、自部署の管理、また看護部全体の管理を行っています。加えて、このように変化する状況において、病院看護管理者には、自病院の看護管理のみならず自病院を含む地域まで視野を広げた看護管理が求められています。とくに、日本の病院の80％以上を占める300床未満の病院は、地域密着型の病院が多く、地域の人々の健康を支える大きな役割が期待されています。このことは、地域との連携も含め、看護管理者の役割がますます重要になることを意味しています。

　入院期間は短縮し、人々の療養の場が医療機関から地域へとシフトする今、住み慣れた地域で安心して生活できるよう、入院早期から地域内のさまざまな施設の関係者と連携し、課題解決に向けた対策を進めていく必要があります。

表1 「看護にかかわる主要な用語の解説」の看護管理者の定義・機能・能力　2007年

1）概念的定義
　看護管理者とは、看護の対象者のニーズと看護職の知識・技術が合致するよう計画し、財政的・物質的・人的資源を組織化し、目標に向けて看護職を導き、目標の達成度を評価することを役割とする者の総称をいう。

2）看護管理者の機能
　看護管理者の機能は、看護職の持つ能力が有効に発揮され、直接の業務が円滑に遂行され、24時間最良の看護が提供されるよう、組織の系統、権限および責任を明らかにし、人事・設備・備品・労務環境を整えることである。

3）看護管理者に求められる能力は以下の3つである
・専門的能力：当該組織の目的達成のために必要な実践上の知識と技術
・対人的能力：他人と協調して効果的に仕事ができチームワークを取る能力
・概念化能力：物事の関係性を幅広く考え長期的計画を立てる能力

マネジメントラダー作成までの経緯

　日本看護協会では、2007年に発出した「看護にかかわる主要な用語の解説」の中で、看護管理者について「概念的定義、機能、能力」について**表1**のように定義しています。

　その後、2015年に発表した「2025年に向けた看護の挑戦　看護の将来ビジョン～いのち・暮らし・尊厳をまもり支える看護～」に記載した看護管理者の役割の重要性と育成、支援の必要性に基づき、2016年に本会内にプロジェクトを設置し、看護管理者の育成や強化・連携について検討を行いました。そして、地域包括ケア時代に求められる看護管理者の役割や力量を階層ごとに整理する必要性があることを提言し、とくに病院看護管理者については、自病院のみならず地域まで視野を広げた看護管理が期待されていることを言及しました。

　その提言を受け、2018年度に日本看護協会内に特別委員会を設置し、病院看護管理者のマネジメントラダーの作成に向けた検討を行いました。特別委員会のメンバーは、自施設にマネジメントラダーを持つ病院の副院長・看護部長、有識者、行政保健師、訪問看護ステーション所長としました。

　看護管理者に必要な能力については、何を看護管理者の能力として求める

か、よい看護管理者とはどのような看護管理者かをイメージしながら議論しました。議論の中では、人材育成能力、組織をまとめるためのコミュニケーション能力、見えない情報まで読み取る力、地域まで見ることができる広い視野が必要など、ブレインストーミングをしながら上げられた能力は70項目になりました。また、前述した3つの能力（表1）に加えるべきか否かなどを検討しました。そしてこの3つの能力は基本的な能力であるため、地域まで視野を広げた視点から検討を進めました。

その結果、現在そして将来の看護管理者に求められる能力を踏まえた「病院看護管理者のマネジメントラダー　日本看護協会版」を作成しました。

病院看護管理者のマネジメントラダーの目的と内容

❏ 目的

医療や看護を取り巻く環境が変化し、それに伴い、病院看護管理者には病院の中の最大集団である看護スタッフを活用し、自病院を越えて看護を必要とする人々の健康とQOLの向上に大きく関与していく責務があります。本ラダーは、このような時代に対応するため、病院看護管理者に必要とされる能力を目標として可視化したものであるとともに、病院看護管理者の計画的かつ段階的な育成のための指標として示したものです。したがって、看護管理者の評価を行うツールではないことをご理解ください。

❏ 対象

病院看護管理者に求められる能力はスタッフのうちから計画的に養う必要があることから、本ラダーは、すでに病院看護管理者の立場にある人だけではなく、これから病院看護管理者になる人も含めた病院勤務の看護職を広く対象としています。

❏ 内容

表2に「病院看護管理者のマネジメントラダー　日本看護協会版」を示します。本ラダーは、縦軸に「能力」、横軸に「レベル」を示す構成とし、レベルごとに求められる各能力の到達目標を示したものとなっています。

表2 病院看護管理者のマネジメントラダー　日本看護協会版

能力・定義 \ レベル・定義	Ⅰ 自部署の看護管理者とともに看護管理を実践できる	Ⅱ 自部署の看護管理を実践できる
組織管理能力 組織の方針を実現するために資源を活用し、看護組織をつくる力	○自部署の方針の策定に参画し、自部署全体に浸透させることができる ○経営的な視点をもって自部署の人的資源、物的資源、経済的資源、情報資源を把握することができる ○個々のスタッフの立場や意見を理解し、反応を予測しながら調整・交渉することができる ○自部署の作業環境において、業務上の危険要因を把握し、予防と対策を提案することができる ○自部署のスタッフが倫理的感受性を高められるよう支援することができる	○看護部門の方針を理解したうえで、自部署の方針を策定し、自部署全体に浸透させることができる ○経営の視点をもって自部署の人的資源、物的資源、経済的資源、情報資源を評価し、整備することができる ○必要な根拠を客観的に示しながら他部署・他部門と調整・交渉することができる ○自病院が地域の医療資源のひとつであると理解し、施設外の関係者と連携することができる ○自部署における業務上の危険要因への予防と対策を行い、スタッフが自分自身の健康を大切にするための働きかけができる ○スタッフが自部署の倫理的課題を日常的に議論できるような組織文化をつくることができる
質管理能力 患者の生命と生活、尊厳を尊重し、看護の質を組織として保証する力	○看護に関するデータの中から自部署の看護実践の改善に必要なデータを選別することができる ○自部署の看護実践の改善に向けてスタッフを主導することができる ○自部署の手順・基準などの見直しを提案することができる	○自部署の看護実践についてデータを活用して可視化し、評価・改善することができる ○自部署の手順・基準などを整備し、標準化・効率化を推進することができる ○個々のスタッフの看護実践能力を考慮した勤務体制をとり、看護の質を保証することができる ○自部署のケアの質保証のためにスペシャリストの活動を推進することができる
人材育成能力 将来を見すえて看護人材を組織的に育成、支援する力	○自部署のスタッフを育成する体制を整備することができる ○スタッフの看護実践能力を把握し、個々の目標達成にあわせた支援・動機づけをすることができる ○外部からの実習・研修の受入れに際し、学習環境を教員などとともに調整することができる	○個々のスタッフのキャリア志向を把握し、計画的な指導・助言によりキャリア発達を支援することができる ○個々のスタッフの能力や可能性を見出し、機会や権限を与え、成長を支援することができる ○外部からの実習・研修を受入れるための自部署での指導体制を構築することができる
危機管理能力 予測されるリスクを回避し、安全を確保するとともに、危機的状況に陥った際に影響を最小限におさえる力	○未然防止や再発防止の視点をもって業務プロセスを見直し、部署内の改善を徹底することができる ○事故や問題が発生した際、支援を受けながら経過に即した対応策を考え、スタッフが院内の対応策に則り行動するよう指揮することができる ○災害時に行動できるように、自部署の患者とスタッフの安全を確保するための対応策を立案し、災害発生に備えることができる	○自部署に関連する事故や問題のリスクを分析し、予防策を講じることができる ○自部署における安全文化の醸成をはかることができる ○事故や問題が発生した際、自部署の対応策を判断しマネジメントすることができる ○自部署で発生した事故や問題の原因究明を行い、再発防止策を立案し、継続的にモニタリングすることができる ○災害時に行動できるように、自部署の患者とスタッフの安全を確保するための対応策の立案とスタッフへの教育を行い、災害発生に備えることができる
政策立案能力 看護の質向上のために制度・政策を活用および立案する力	○既存の医療制度・政策に関する動向を情報収集することができる ○既存の医療制度・政策について課題意識を持つことができる	○自部署の看護の質向上に既存の制度・政策を活用することができる ○医療の動向を踏まえ、制度改正などへの対応を事前に準備することができる
創造する能力 幅広い視野から組織の方向性を見出し、これまでにない新たなものを創り出そうと挑戦する力	○慣習にとらわれず、新たな看護サービスの提供方式・方法を提案することができる	○新たな看護サービスの提供方式・方法を創造し、スタッフとともに実現に向けた行動をとることができる ○地域に共通の保健医療福祉サービスの課題を想定し、課題解決に向け調整することができる ○医療・看護の動向や地域の状況などに関する情報を活用し、自部署および地域の看護ニーズの変化を予測して対応することができる

Ⅲ トップマネジメントを担う一員として 看護管理を実践できる	Ⅳ 病院全体の管理・運営に参画するとともに 地域まで視野を広げた看護管理を実践できる
○看護部門の方針の策定に参画し、看護部門全体に浸透させることができる ○経営の視点をもって各部署の人的資源、物的資源、経済的資源、情報資源の整備を支援し、看護部門の資源整備と運営に参画することができる ○あらゆる状況において、組織内外の関係者と調整・交渉することができる ○自病院内および地域におけるネットワークを意図的かつ計画的に構築することができる ○看護部門における業務上の危険要因への対策や健康づくりの仕組みを構築し、スタッフが健康で安全に働けるよう環境を整備することができる ○看護部門において倫理的課題を日常的に議論できるような組織文化をつくることができる	○自病院の管理・運営に関するミッションに照らして課題を明確にし、病院経営陣の一員として改善策を考え、行動することができる ○人的資源、物的資源、経済的資源、情報資源を整備し、運営することができる ○あらゆる状況において、組織内外の関係者と調整・交渉することができる ○自病院内および地域におけるネットワークを意図的かつ計画的に構築することができる ○病院経営陣の一員として病院全体の業務上の危険要因への対策を講じるとともに、自病院のすべてのスタッフの健康づくりの支援に参画することができる ○自病院において倫理的課題を日常的に議論できるような組織文化をつくることができる
○自病院の看護実践についてデータを活用して可視化し、継続的に評価するシステムを構築することができる ○各部署が看護実践を継続的に評価・改善できるよう支援することができる ○適切な人的資源を確保し、看護の質を保証することができる	○自病院の看護実践についてデータを活用して可視化し、継続的に評価するシステムを構築することができる ○地域全体で継続的に看護の質を保証するための方策の立案・実施に参画することができる
○看護部門のスタッフを育成する体制を整備することができる ○地域で必要とされる人材の育成に参画することができる ○看護管理者に対して、管理者としての成長を支援することができる ○外部からの実習・研修の受入れに際し、教員などと課題や方針を共有し、看護部門における指導体制を構築することができる	○自病院の人材育成に関する方針を策定することができる ○地域の看護人材の育成に関する課題を明確にし、その課題を踏まえた育成方策の立案および育成の支援を行うことができる ○外部からの実習・研修を受入れるための自病院の体制を整備することができる
○看護部門に関連する事故や問題に対して、リスクを分析し、予防および再発防止のための対応策を立て、実施に向けて各部署への支援・実施状況の評価をすることができる ○看護部門に関連する事故や問題が発生した際、重大性や影響を踏まえて対応するとともに、当該部署が機能するために支援することができる ○自病院における危機管理のための体制整備に参画することができる ○災害時に行動できるように、地域における自病院の役割を把握し、災害発生時に限られた資源で遂行できるよう看護部門の対応策を立案し、災害発生に備えることができる	○看護部門に関連する事故や問題に対して、リスクを分析し、予防および再発防止のための対応策を立て、実施に向けて各部署への支援・実施状況の評価をすることができる ○自病院における危機管理のための体制整備に参画し、重大事案が発生した際には、危機管理の責任者とともに組織としての対応方針の決定に参画することができる ○災害時に行動できるように、地域における自病院の役割を把握し、災害発生時に限られた資源で遂行できるよう自病院の対応策を立案し、災害発生に備えることができる ○地域全体のリスクを関係各所と共有し、危機管理のための対策の立案・実施に参画することができる
○看護の質向上に向けて、各部署が既存の制度・政策を活用できるよう支援することができる ○看護の質向上のために有効な制度改正・制度の提案を行うことができる	○既存の制度・政策を活用し、自病院および地域の課題解決を図ることができる ○職能団体や行政機関などと協働し、地域の看護の質の向上に向けた事業化を進めることができる ○制度改正・制度の提案に向け、必要な関係者に働きかけることができる
○医療・看護の動向や地域の状況などを踏まえ、新たな看護サービスの提供方式・方法を創造することができる ○地域のニーズを把握し、必要な看護サービスを他施設の看護管理者と協働して整備するための方策を提案することができる	○医療・看護の動向や地域の状況などを踏まえ、新たな看護サービスの提供方式・方法を創造し、主導することができる ○地域のニーズを把握し、必要な看護サービスを他施設の看護管理者と協働して整備することができる

第4章 マネジメントラダーの作成・運用・評価

マネジメントラダーの6つの「能力」

　病院看護管理者が看護管理を実践するにあたっては、セルフマネジメント力、看護実践能力、課題解決能力、看護倫理に関する能力など、さまざまな能力を必要とします。そこで、本ラダーではこれらを含むあらゆる能力のうち、病院看護管理者が地域まで視野を広げた看護管理を行い、今後とも変化する国民のニーズに対応するために必要な能力に焦点化し、「組織管理能力」「質管理能力」「人材育成能力」「危機管理能力」「政策立案能力」「創造する能力」の6つのカテゴリーに区分しました（表3）。

○組織管理能力

　「組織の方針を実現するために資源を活用し、看護組織をつくる力」と定義しています。病院の理念を理解し、看護部門の方針策定、自部署の方針の策定を行うとともに、組織の管理においては、経営的視点を持ち、人的資源、物的資源、経済的資源、情報資源を整備し、運営して行く力です。そして、組織内外の関係者とネットワークを意図的に構築するとともに、調整・交渉能力が求められます。

○質管理能力

　「患者の生命と生活、尊厳を尊重し、看護の質を組織として保証する力」と定義しています。患者に提供している看護について継続的に評価し、必要に応じて改善しなければなりません。そのためには、自病院の看護実践についてデータを活用して可視化し、評価するシステムを構築する力が必要です。看護管理者には経験もとても重要ですが、経験のみでは看護管理はできません。データを活用して看護の質を評価し、改善すること、また地域全体で継続的に看護の質を保証するための方策の立案や実施に参画していくことが求められます。

○人材育成応力

　「将来を見すえて看護人材を組織的に育成する力」と定義しています。自病院の理念、役割を遂行するための人材育成の体制を整備するとともに、地域の看護人材の育成に関する課題を明確にし、その課題を踏まえた育成方策の立案および育成の支援をする力です。また、自病院の看護職の育成にとどまらず、外部からの実習・研修の受け入れ体制の整備なども行う力が求められます。

○危機管理能力

　「予測されるリスクを回避し、安全を確保するとともに、危機的状況に陥った

表3 マネジメントラダーの6つの「能力」

能力	定義
組織管理能力	組織の方針を実現するための資源を活用し、看護組織をつくる力
質管理能力	患者の生命と生活、尊厳を尊重し、看護の質を組織として保証する力
人材育成能力	将来を見すえて看護人材を組織的に育成する力
危機管理能力	予測されるリスクを回避し、安全を確保するとともに、危機的状況に陥った際に影響を最小限におさえる力
政策立案能力	看護の質向上のために制度・政策を活用および立案する力
創造する能力	幅広い視野から組織の方向性を見出し、これまでにない新たなものを創り出そうと挑戦する力

際に影響を最小限に抑える力」と定義しています。病院では、患者にとっても、働いている職員にとっても安全な環境を提供しなければなりません。そして、事故を未然に防ぎ、安全文化の醸成を図ることが必要になります。また、もし看護部門に関する事故や問題が発生したときには、そのリスク分析を行い、予防や再発防止のための対策を立て、各部署への周知徹底を行います。看護部のみならず、病院全体の危機管理体制の整備にも参画し、重大事案が発生したときには、その対応方針の決定への参画が求められます。

　近年多発する災害に対しても、災害発生に備えるとともに、地域全体のリスクを関係各所と共有し、危機管理のための対策の立案・実施に参画する力が求められます。

○政策立案能力

　「看護の質向上のために制度・政策を活用および立案する力」と定義しています。既存の医療制度・政策についての情報を収集し、活用するとともに、看護の質向上のために有効な制度改正・制度の提案を行う力です。また、事業を進めるにあたり、地域の看護の質向上に向け、職能団体や行政機関と協働して進める力が必要になります。

○創造する力

　「幅広い視野から組織の方向性を見出し、これまでにない新たなものを創り出そうと挑戦する力」と定義しています。既存の枠組みにとらわれることなく、新たな看護サービスの提供方式や方法を創造し、主導できる力です。

表4 マネジメントラダーの4つの「レベル」

レベル	定義
Ⅰ	自部署の看護管理者とともに看護管理を実践できる
Ⅱ	自部署の看護管理を実践できる
Ⅲ	トップマネジメントを担う一員として看護管理を実践できる
Ⅳ	病院全体の管理・運営に参画するとともに地域まで視野を広げた看護管理を実践できる

マネジメントラダーの4つの「レベル」

前述した6つの「病院看護管理者として必要な能力」を獲得する段階として、本ラダーではⅠ～Ⅳの4つのレベルを設定しました（表4）。

「Ⅰ段階」は、自部署の看護管理者とともに看護管理を実践できる段階で、主任相当を目安としています。「Ⅱ段階」は、自部署の看護管理を実践できる段階で、部署の看護師長相当を目安としています。「Ⅲ段階」は、トップマネジメントを担う一員として看護管理を実践できる段階で、副看護部長相当を目安としています。「Ⅳ段階」は、病院全体の管理・運営に参画するとともに地域まで視野を広げた看護管理を実践できる段階で、看護部長相当を目安として示しています。

しかし、本ラダーのレベルはあくまでも能力を獲得するための段階を示すものであり、職位を示すものではありません。また、本ラダーのレベルごとの内容は、各職位の職務内容や責任の範囲ではないことにも留意してください。

なお、近年、看護職が副院長に就任し、病院管理に携わることも増えていますが、本ラダーは病院看護管理者のマネジメントラダーとしているため、副院長としての役割や能力については示していません。

活用方法

近年、病院独自のマネジメントラダーを作成し、導入している施設が増えています。本ラダーは、地域の特徴や病院の理念などを踏まえ、各病院で必要とされる看護管理者の能力や看護管理者の育成の指標を検討する際などに活用されることを想定して作成しました。そのため、全国の病院のマネジメントラダーの標準化を目的としているものではありません。

❏ マネジメントラダーを作成していない病院での活用

　マネジメントラダーを作成していない病院では、ぜひ本ラダーを参考にして、それぞれの地域の特徴や病院の理念にあわせ検討していただきたいと思います。

　そのためには、まず病院の理念、地域における自病院の役割を明確にし、看護管理者の育成の目的や目標を病院の看護管理者全員で確認しましょう。日本看護協会のマネジメントラダーをそのまま使用することもできますが、必要な能力を追加したり、またすでにマネジメントラダーをお持ちの病院のラダーを参考にするのもひとつの方法です。そしてこれらの能力を身につけるために必要な教育について、すでにある院内教育プログラムはどの能力育成、またはどのレベルの能力取得に結びついているかを確認します。また、日本看護協会の教育プログラムやその他さまざまな機関で提供されている看護管理に関連するプログラムなど、能力取得のために必要な教育の提示もするとよいでしょう。

❏ マネジメントラダーを作成している病院での活用

　すでにマネジメントラダーを作成している病院においては、本ラダーの内容と照らし合わせ、新たに必要な視点などについての見直しに活用していただければと思います。

　また、病院ごとに看護管理者育成のための各種教育プログラムをお持ちと思います。教育プログラムの内容がどの段階に該当するプログラムか、どのような内容のプログラムが不足しているかなどについて確認し、育成に役立ててください。日本看護協会などで実施している看護管理者対象のプログラムの活用も検討いただければと思います。

❏「看護師のクリニカルラダー（日本看護協会版）」や「認定看護管理者制度」などとの関連

　一方、日本看護協会には、「看護師のクリニカルラダー（日本看護協会版）」や「認定看護管理者制度」があります。「看護師のクリニカルラダー（日本看護協会版）」は、看護師に共通する臨床実践能力を段階的に示した指標です。臨床実践を積み重ねながら部署の管理的役割を担う段階になったら、マネジメント

ラダーを活用し、臨床実践に必要な看護管理能力の取得を進めていただきたいと思います。

また、将来看護管理者になろうと考えている看護師にとっては、習得が必要な能力について知ることができ、今後の自身のキャリアアップの参考としてご活用ください。

認定看護管理者制度については、制度の目的を理解したうえで利用を進めるとともに、本ラダーを活用し計画的かつ段階的な看護管理者の育成に取り入れていただきたいと思います。

本ラダーは、汎用性を考慮して作成しており、抽象度が高い内容となっています。そのため、今後、各病院でマネジメントラダーの新規作成や改訂、看護管理者の育成・能力開発のための指標などを検討する際に参考となる補助的資料を提示していく予定です。ぜひ、本ラダーとあわせてこれらも活用していただきたいと思います。

おわりに

看護は「暮らしの場」に拡充し、今まで以上に多職種との連携が求められています。保健・医療・福祉は制度上の規制が大きい領域ではありますが、看護管理者は常に地域包括ケアの視点を持ち、実践していくことが期待されます。また、そのようなことができる看護管理者の育成のツールとして作成したのが「病院看護管理者のマネジメントラダー」です。このラダーを看護管理者の計画的・段階的な育成に活用してもらうことを願っています。

さくいん

英文

JA ラダー	66
JCHO 金沢病院キャリアラダー	76
JCHO 看護管理者マネジメントラダー	122, 136
JCHO 看護師キャリアラダー	56
JCHO クリニカルラダー	46
JCHO 星ヶ丘医療センター看護職キャリアラダー	29
JNA ラダー	88
Saving life ナース	25
Spencer & Spencer	155

あ

意思決定を支える力	100

か

看護実践能力の核となる4つの力	88, 89
看護師等の人材確保の促進に関する法律	38
看護師のクリニカルラダー（日本看護協会版）	88, 94
看護者の倫理綱領	39
看護職の賃金モデル	92, 93
看護倫理	110
キャリア支援	20
キャリアラダー	28, 37
教育環境デザイン	15
教育体制	10
協働する力	100
クリニカルラダー	36, 37, 98
ケアする力	100
コンピテンシー	155
コンピテンシー・ディクショナリー	156

さ

自己調整学習	14
職務満足度調査	33
人事制度	21

た

退院支援	116
デルファイ法	127
ドレイファスモデル	39, 40

な

内発的調整方略	14
ナラティブ	17
ニーズをとらえる力	98

は

発達モデル図	69
パトリシア・ベナー	39
病院看護管理者のマネジメントラダー日本看護協会版	165, 168
氷山モデル	155
フィジカルアセスメント	102
複線型等級制度	92, 93
ヘルスアセスメント	102
保健師助産師看護師法	38
ポジティブフィードバック	151

ま

マネジメントラダー	122, 141, 154
マネジメントラダー承認会	146
マネジメントラダーの4つの「レベル」	172
マネジメントラダーの6つの「能力」	170, 171
マネジメントリフレクション	141
目標管理	33

ら

リフレクション	17
臨床実践能力	22
臨床判断能力	22

●読者のみなさまへ●
このたびは、本増刊をご購読いただき、誠にありがとうございました。ナーシングビジネス編集室では、今後も皆さまのお役に立つ増刊の刊行を目指してまいります。つきましては、本書に関するご感想・ご提案などがございましたら当編集室（nbusiness@medica.co.jp）までお寄せくださいますよう、お願い申し上げます。

Nursing BUSiNESS　2019年秋季増刊（通巻184号）

人が育つ！　組織が変わる！　クリニカルラダー＆（アンド）マネジメントラダー
ラダー作成・運用・評価「最強」マニュアル

2019年11月10日発行　第1版第1刷
2022年 6月10日発行　第1版第3刷

定価（本体2,800円+税）

ISBN978-4-8404-6790-2
乱丁・落丁がありましたらお取り替えいたします。
無断転載を禁ず。

Printed and bound in Japan

編著　加藤由美
発行人　長谷川 翔
編集担当　永坂朋子／横井むつみ
編集協力　株式会社とみにん
本文デザイン・DTP　三報社印刷株式会社
表紙デザイン　臼井弘志

発行所　株式会社メディカ出版
　〒532-8588 大阪市淀川区宮原3-4-30
　ニッセイ新大阪ビル16F
　編集　TEL 03-5777-2288
　お客様センター　TEL 0120-276-115
広告窓口／総広告代理店　株式会社メディカ・アド
　TEL 03-5776-1853

URL https://www.medica.co.jp
E-mail nbusiness@medica.co.jp
印刷製本　三報社印刷株式会社

●本誌に掲載する著作物の複製権・翻訳権・翻案権・上映権・譲渡権・公衆送信権（送信可能化権を含む）は株式会社メディカ出版が保有します。
●JCOPY〈（社）出版者著作権管理機構 委託出版物〉
本書の無断複写は著作権法上での例外を除き禁じられています。複写される場合は、そのつど事前に、（社）出版者著作権管理機構（電話03-5244-5088、FAX 03-5244-5089、e-mail：info@jcopy.or.jp）の許諾を得てください。